einfach fit

W0193969

Cleo Seidel

Schönheits-geheimnisse aus dem Orient

midena

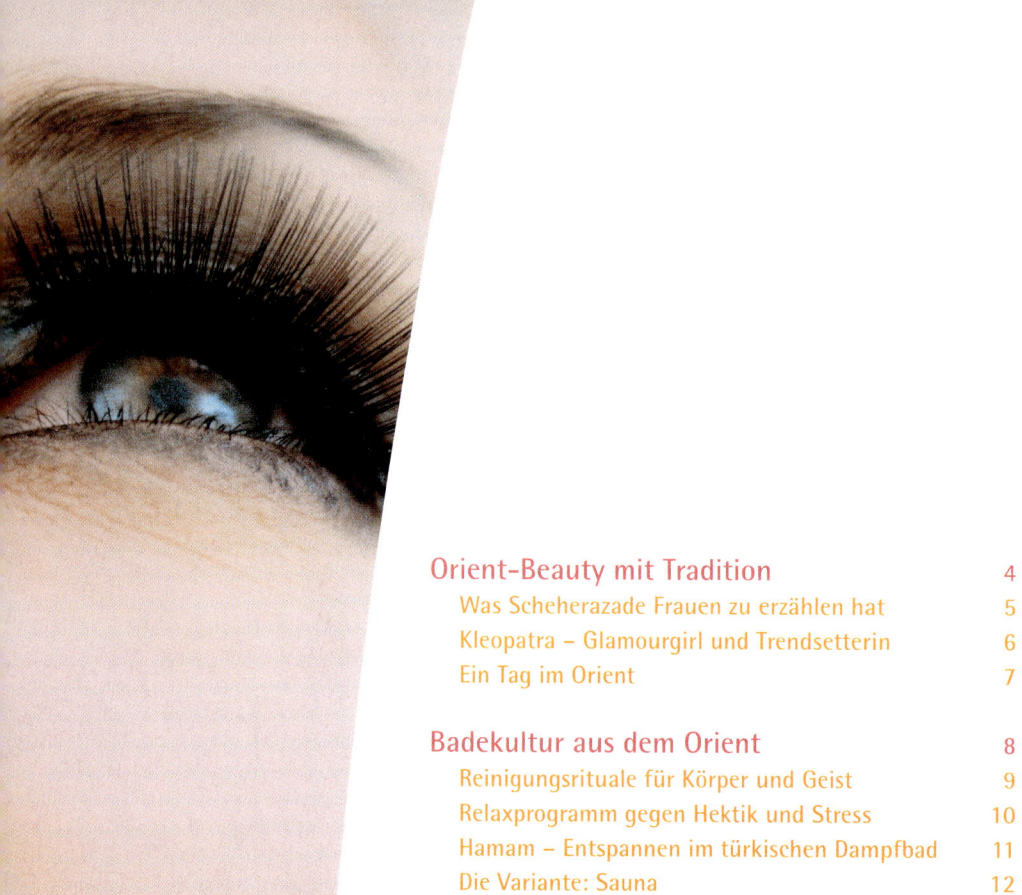

Inhaltsverzeichnis

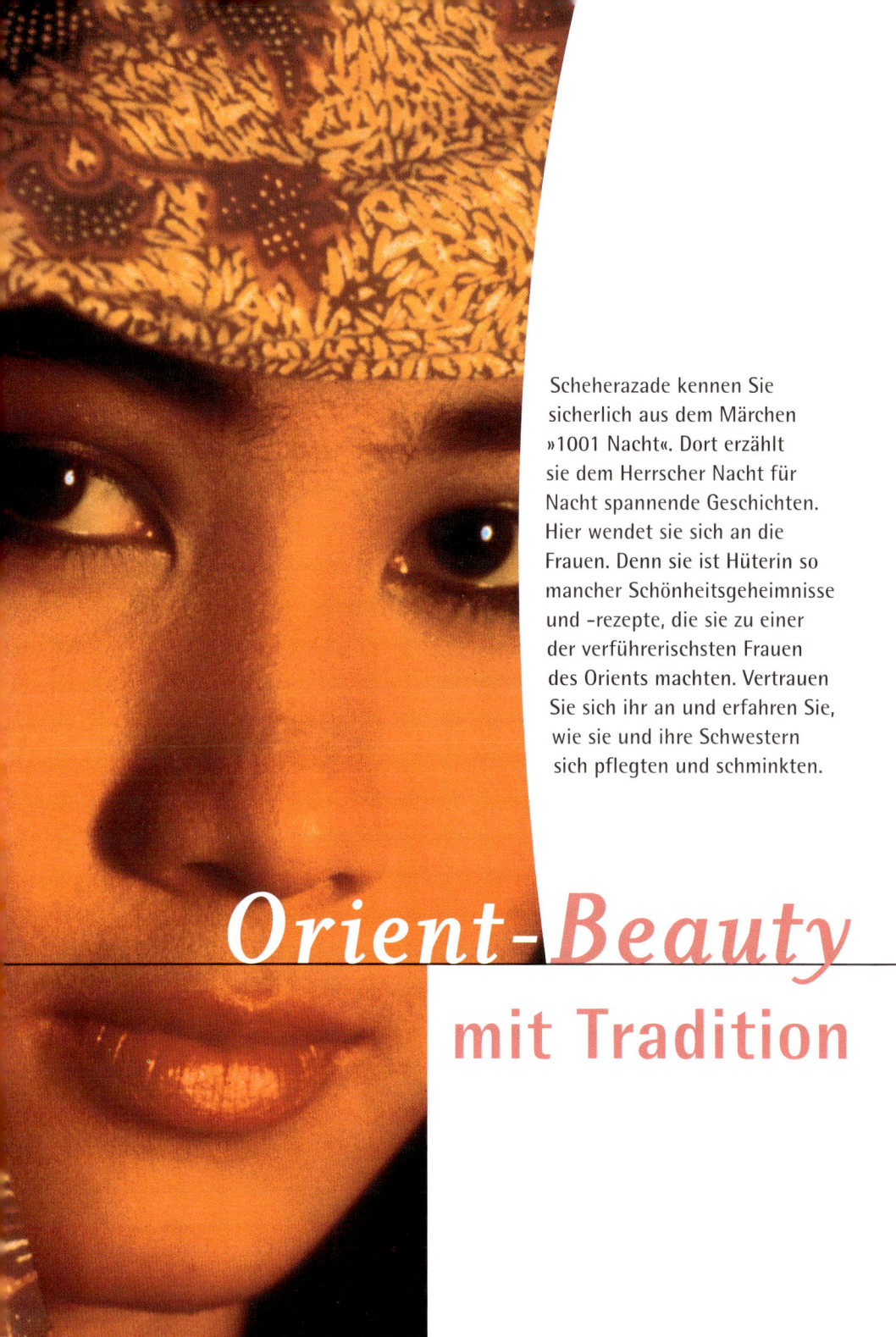

Scheherazade kennen Sie
sicherlich aus dem Märchen
»1001 Nacht«. Dort erzählt
sie dem Herrscher Nacht für
Nacht spannende Geschichten.
Hier wendet sie sich an die
Frauen. Denn sie ist Hüterin so
mancher Schönheitsgeheimnisse
und -rezepte, die sie zu einer
der verführerischsten Frauen
des Orients machten. Vertrauen
Sie sich ihr an und erfahren Sie,
wie sie und ihre Schwestern
sich pflegten und schminkten.

Orient-Beauty
mit Tradition

Was Scheherazade Frauen zu erzählen hat

»Schönheit liegt im Auge des Betrachters« lautet ein altes Sprichwort. Doch eine kluge Frau wird sich niemals darauf verlassen, dass ihr Angebeteter sie mit den richtigen Augen sieht. Der Schönheit wird mit allen Mitteln nachgeholfen. Ganz selbstverständlich unterwerfen Frauen sich heute einem regelmäßigen Pflegeplan mit ultramoderner, Labor geprüfter Kosmetik. Denn nur so meinen sie sicherzugehen, dass dem Betrachter ihre betörende Schönheit und nicht ihre Falten und Pickel ins Auge springen. »Schönheit«, so könnte man beim Streifzug durch heutige Parfümerien sagen, »liegt in den Händen der Wissenschaft«.

Bewährte Schönheitsrezepte

Doch so ausgeklügelt und hoch wissenschaftlich die modernen Pflegeprodukte auch sein mögen, sie erfinden die Kosmetik nicht neu. Das weibliche Geschlecht verfügt schon seit Jahrtausenden über die raffiniertesten Methoden und Tricks, um seine Reize optimal zu unterstreichen. Gerade die orientalischen Länder aus »1001 Nacht« haben eine lange Tradition in Sachen Schönheit. Bis heute gelten Scheherazade und ihre Schwestern als Sinnbild für Erotik und Schönheit.

Professionelle Visagisten gab es schon vor 3000 Jahren. Die aus der Priesterkaste stammenden Schminkkünstler hatten die Aufgabe, die Damen in Ägypten salonfähig zu verschönern.

Orientalische Meisterinnen der Kosmetikkunst

Der Orient ist die Wiege der Kosmetik. Schon die babylonischen Haremsdamen, die etwa 2000 Jahre vor unserer heutigen Zeitrechnung im Land zwischen Euphrat und Tigris lebten, unterstützen ihre Verführungskünste mit diversen Salben, Pflanzenzubereitungen und Duftwässern. Vorbild war die babylonische Liebesgöttin Isthar, zu deren Ehren viele Schönheitsrituale abgehalten wurden.

In Ägypten, das ebenfalls zum Vorderen Orient zählt, galt die Herstellung von Kosmetika sogar als heilige Handlung. Sie war den Tempelpriesterinnen vorbehalten. Die Zusammenstellung von pflegenden und dekorativen Rezepturen gehörte zum Ausbildungsprogramm der Tempelpriesterinnen, denn die Pharaonen glaubten, dass schöne Menschen gottähnlich sind.

Kleopatra – **Glamourgirl und Trendsetterin**

Einige der in der Antike verwendeten Inhaltsstoffe für Kosmetik sind nach den heutigen Kriterien nicht mehr erlaubt. Kleopatras Lieblingspuder wurde beispielsweise aus pulverisiertem Krokodilsmist hergestellt. Und ihr grüner Lidschatten enthielt hochgiftigen Grünspan.

Als größte Meisterin der orientalischen Kosmetik gilt die legendäre Kleopatra. Sie erfand immer wieder neue Trends – angefangen bei vergoldeten Brustwarzen bis hin zu blau nachgezeichneten Adern. Für die benötigte Farbe mixte sie Präparate aus Meeresalgen und Maulbeeren.

Schminke wurde im Orient aber nicht ausschließlich zu Schönheitszwecken benutzt, sondern auch als Schutz gegen Krankheiten und intensives Sonnenlicht. »Schönheit kommt von innen«, das wussten die Inderinnen schon, als es den Begriff Wellness noch lange nicht gab. Sie stellen noch heute ihr Make-up nach medizinischen Kriterien her.

Schönheitsmittel selbst gemacht

In diesem Buch finden Sie die wichtigsten Beauty-Geheimnisse von Scheherazade & Co., mit einfachen, zeitgemäßen Rezepten für die Anwendung zuhause. Alle Vorschläge basieren auf natürlichen Inhaltsstoffen. Im Orient schätzt man nämlich noch heute besonders die Gaben von Mutter Erde. Würde Scheherazade heute leben, würde sie sicherlich eine Maske aus frischen Erdbeeren von Zeit zu Zeit den synthetischen High-Tech-Wundermitteln vorziehen.

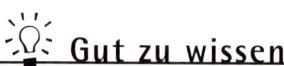 **Gut zu wissen**

Selbst herstellen oder Einkaufen?

Sie finden in den einzelnen Kapiteln viele Rezepte, Mischungen, Cremes, Öle, Liebestränke und vieles mehr, das Sie selbst herstellen können. Zutaten und Zubereitung werden genau beschrieben, so dass Sie Ihre Wässerchen und Tinkturen zuhause problemlos anrühren können. Spezielle Hinweise zu den Herstellern und Bezugsquellen der einzelnen Produkte sowie Tipps und Informationen, die Ihnen beim Einkauf der Ingredienzen hilfreich sein können, finden Sie im abschließenden Serviceteil. Unsere Serviceseiten helfen Ihnen bei der Auswahl von fertiger Orientkosmetik aus der Parfumerie.

Ein Tag im Orient

Beginnen Sie mit einem kleinen Ausflug in den Orient. Vielleicht leistet Ihnen eine gute Freundin Gesellschaft dabei.

- Starten Sie morgens mit einem orientalischen Frühstück. Dazu mixen Sie einen Becher Jogurt mit einer halben zerdrückten Mango. Trinken Sie Kardamon-Kaffee (siehe Seite 52) und knabbern Sie Energiekugeln aus dem Orientshop oder wahlweise Ingwergebäck.
- Am Vormittag gönnen Sie sich ein orientalisches Dampfbad (siehe Seite 11). Vielleicht haben Sie ein echtes Hamam in der Nähe, sonst tut es auch eine ganz normale Sauna. Beim Duschen können Sie Ihren Körper mit einem Avocado-Peeling (siehe Seite 13) abrubbeln oder mit der Ayurvedischen Paste (siehe Seite 14) von Schmutz und alten Hautzellen befreien. Anschließend massieren Sie ihn mit einem Seiden- oder Luffa-Handschuh kräftig (siehe Seite 11). Während der Ruhepause können Sie sich der Haar- und Hautpflege widmen, etwa mit einer Erdbeermaske (die Sie zuhause nach dem Rezept von Seite 23 vorbereitet haben) und mit einer Henna-Haarpackung (siehe Seite 43). Ihre Haut verwöhnen Sie mit einer Black-Mud-Packung (siehe Seite 18).

  Als leichter Imbiss sind besonders Salate oder Sandwiches zu empfehlen.
- Mittags gönnen Sie sich einen leichten Imbiss. Am Nachmittag steht die orientalische Schminkkunst auf dem Programm. Verzaubern Sie Ihre Augen mit selbstgemischtem Kajal (siehe Seite 30) und bemalen Sie Ihre Hände, Ihren Bauch oder irgendeine andere Körperstelle, mit Mendhis (siehe Seite 35). Zum fröhlichen Abschluss versuchen Sie ein paar lockernde Bauchtanzübungen (siehe Seite 54).
- Abends betören Sie Ihren Geliebten mit exotischen Räuchermischungen und Duftkreationen (siehe Seite 50) und einem indischen Liebesmahl. Verführen Sie ihn mit dem überwältigenden Ergebnis Ihres orientalischen Schönheitstages.

Sind Sie auf den Geschmack gekommen? Dann blättern Sie weiter und lassen Sie sich von den vielfältigen Schönheitsgeheimnissen orientalischer Frauen überraschen.

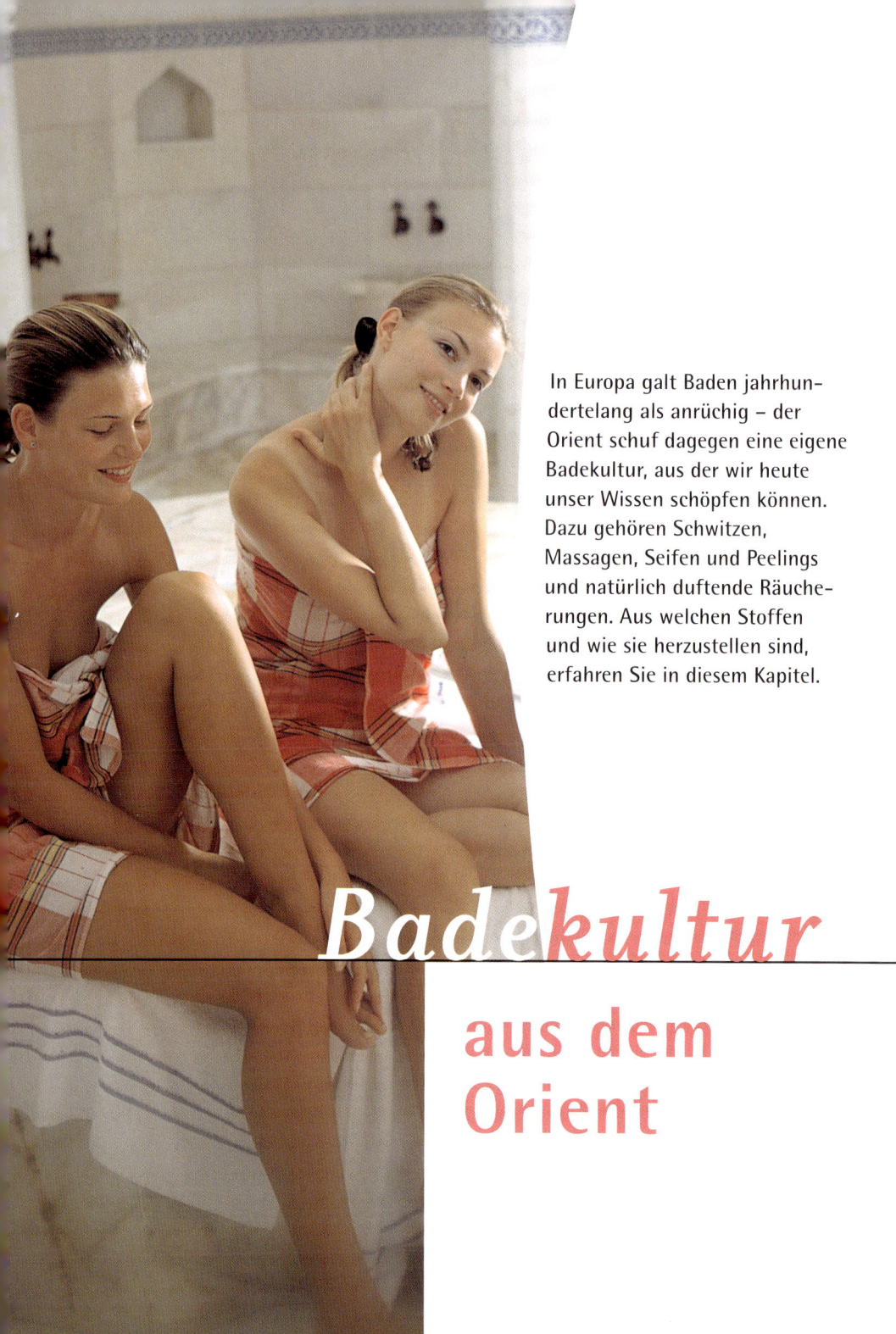

In Europa galt Baden jahrhun-
dertelang als anrüchig – der
Orient schuf dagegen eine eigene
Badekultur, aus der wir heute
unser Wissen schöpfen können.
Dazu gehören Schwitzen,
Massagen, Seifen und Peelings
und natürlich duftende Räuche-
rungen. Aus welchen Stoffen
und wie sie herzustellen sind,
erfahren Sie in diesem Kapitel.

Badekultur
aus dem
Orient

Reinigungsrituale für Körper und Geist

Orientalische Schönheit beginnt bei der Reinigung – nur ein sauberer Körper kann Sinnlichkeit und Erotik ausstrahlen. Im orientalischen Sinn sind damit allerdings nicht unsere allmorgendlichen Duschbäder gemeint, sondern eine »Tiefenreinigung von Körper, Geist und Seele«. Orte für derartige Reinigungszeremonien nennt man im Orient Hamam oder Türkisches Dampfbad. Bis heute zelebrieren die Frauen im Morgenland den wöchentlichen Hamam-Besuch als Teil ihrer Schönheitspflege.

Kaum zu glauben: Die orientalischen Hygiene-Maßstäbe fanden erst im 20. Jahrhundert Einzug in das westliche Denken. Im 18. Jahrhundert galt Wasser in Europa als gesundheitsschädlich!

Was ein Hamam früher zu bieten hatte

Die Idee des öffentlichen Bades übernahmen die islamischen Länder des Vorderen Orients von den Römern. Deren Thermen waren nicht nur Orte für die Reinigung des Körpers, sondern vor allem Freizeitanlagen mit Geschäften, Friseuren und Sportveranstaltungen.

In den orientalischen Badehäusern wurde dagegen mehr Wert auf den Reinigungs- und Pflegeaspekt gelegt. Neben den Badefrauen und Masseuren, die sich um die Reinigung des Körpers kümmerten, gab es auch Kräuterheilkundige und Magier, die die bösen Geister von den Gästen fernhielten und leichte Krankheiten mit Ihren Heilmitteln kurierten.

Raffinierte Waschungen und Luxusausstattung

Mit der Zeit entwickelten die Betreiber der Bäder aufwendige und ausgeklügelte Methoden, um den Körper zu pflegen. Die Besucher bekamen Massagebehandlungen mit Natursandstein, Olivenseifen-Waschungen und Körpergüsse aus goldenen Kellen. Frauen konnten sich zwischendurch mit raffinierten Masken und Cremes verwöhnen oder Henna-Mendhis auf die Haut malen lassen.

Die luxuriöse Ausstattung vieler Bäder mit teuren Perserteppichen und edlen Mosaiken machte das Bad auch zu einem beliebten Aufenthaltsort für geselliges Beisammensein und Gesprächsrunden mit Freundinnen und Nachbarinnen. Normalerweise verbrachten die Frauen den ganzen Tag in den Bädern. Als Verpflegung brachten Sie Tees und Obst mit.

Relaxprogramm gegen Hektik und Stress

Da die meisten von uns über ein eigenes Bad oder zumindest eine Dusche verfügen, sind Badehäuser prinzipiell überflüssig. Ein Nachmittag im Dampfbad oder ein wöchentlicher Saunabesuch ist aber gerade in unserer hektischen Zeit ein wunderbares Relaxprogramm gegen Stress und Ärger im Alltag. Das heißt: Sie klinken sich einfach einen Tag oder ein paar Stunden aus, lassen die Seele baumeln und finden endlich Zeit für Ruhe und Muße. Kombiniert mit einer entspannenden Massage oder einer pflegenden Gesichtspackung wird daraus so etwas wie ein kleiner Urlaub.

Entschlacken und entgiften Sie Ihren Körper

Der Besuch eines Dampfbades oder einer Sauna dient der Entspannung und der Gesundheit gleichermaßen.

Ein weiterer wichtiger Aspekt des Hamam ist die positive Wirkung auf die Gesundheit. Dampf- und Schwitzbehandlungen sorgen dafür, dass Ihrem Körper regelmäßig Giftstoffe entzogen werden. Die Poren werden durch die Kombination aus Wärme, Dampf und Duftwirkstoffen geöffnet und Ihr Körper kann sich auf diese Weise von Schmutz und Keimen befreien. Dies wird durch ausgiebige Rubbelmassagen mit Peeling-Effekt verstärkt. Zubereitungen aus naturreinen Ingredienzen wie Sesamöl fördern Ihre Gesundheit zusätzlich, da sie eine starke Entgiftung der Leber bewirken. Duftzusätze aus ätherischen Ölen und die verwendeten Kräuterdämpfe beruhigen die Nerven und unterstützen die Selbstreinigungs- und Regulierungsfunktionen Ihrer Haut.

Schwitzen fördert die Abwehrkräfte

Der regelmäßige Besuch von Sauna und Dampfbad unterstützt das gesamte Immunsystem. Besonders im Winter macht er Ihren Körper widerstandsfähig gegen lästige Grippeviren und andere Übeltäter. Medizinische Studien belegen, dass Menschen, die einmal pro Woche eine Sauna oder ein Dampfbad besuchen, durchschnittlich viel seltener krank werden. Auch die Psyche spielt dabei eine Rolle: Ihr Körper bekommt im Bad regelmäßig kleine Streicheleinheiten. Er bedankt sich dafür mit Gesundheit und Wohlbefinden und steigert so Ihre Lebensfreude.

Hamam – Entspannen im türkischen Dampfbad

Wenn Sie sich entschließen, ein echtes Hamam zu besuchen, sollten Sie sich vorher mit dem Ablauf vertraut machen. Es gibt mehrere Schwitzräume mit unterschiedlichen Temperaturen. Außerdem sollte die Reihenfolge der Behandlungen genau eingehalten werden. Im jedem Hamam gibt es eine Badefrau, die Ihnen die genauen Abläufe erklärt und Sie während Ihres Besuches betreut.

Lendenschurz, Seidenhandschuh und Olivenseife

Zu Beginn bekommen Sie in islamischen Ländern ein »Pestemal«, eine Art Lendenschurz aus Baumwolle, das statt Badebekleidung um die Hüften gewickelt wird. Europäische Bäder kann man aber meist ohne Bekleidung benutzen. Außerdem erhalten Sie von der Badefrau einen Seidenhandschuh und ein Seifenstück aus Olivenöl und Lavendel, mit dem Sie zwischendurch eigene Seifenmassagen machen können. Diesen Seidenhandschuh können Sie sich auch für die Massage zuhause kaufen.

Verschiedene Schwitzräume

Der erste Raum, der »Sogukluk«, hat eine Raumtemperatur von ca. 35°C und ist sozusagen der Eingang des Badebereichs. In seiner Mitte befindet sich ein Duftofen, in dem Mischungen aus Ingwer, Gewürznelken, Weihrauch, Zimt, Sandelholz und Myrrhe verbrannt werden. Diese Dämpfe atmen Sie etwa zehn Minuten ein. Danach benutzen Sie in einer bestimmten Reihenfolge weitere Schwitzräume mit unterschiedlichen Temperaturen (nach Anweisung der Badefrau). Zwischendurch gönnen Sie sich eine Rücken- oder eine Ganzkörper-Seifenmassage auf einer Massageliege aus heißem Nabelstein. Sie können sich selbst abrubbeln oder sich massieren lassen: Bei einer Ganzkörper- und Hautmassage werden Sie von Kopf bis Fuß gründlich gereinigt und geschrubbt. Den Masseur nennt man übrigens »Badeknecht« (Tellah), da es seine Aufgabe ist, Sie zu verwöhnen. Nach der Massage wird Ihr Körper mit einem eiskalten Wasserguß aus dem Eimer erfrischt - was weitaus angenehmer ist, als es beim lesen klingen mag.

Seidenhandschuh-Massagen werden auch in Indien gemacht. Bei der ayurvedischen Panchakarma-Kur, einer dreiwöchigen Grundreinigung des Körpers, regt man mithilfe der elektrostatischen Eigenschaften von reiner Seide den Stoffwechsel an. Kleine Fettpölsterchen verschwinden damit schnell.

Die Variante: Sauna

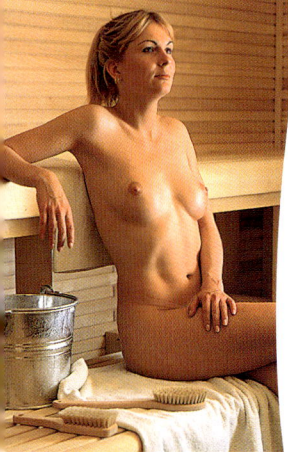

Regelmäßige Sauna-
gänge stärken
das Immunsystem.

Auch in Deutschland verfügen einige Kurbäder über echte Hamams. Die meisten Schwimmbäder sowie viele Fitness-Studios bieten Dampf-bad oder Sauna in ihrem Programm an. In europäischen Breitengraden finden Sie allerdings meistens eine einfachere Dampfbad-Variante mit ein bis drei verschiedenen Schwitzräumen. Diese Schwitzbäder be-finden sich meistens in den alten oder neu renovierten Großstadt-Schwimmbädern aus der Zeit des Jugendstils.

Die trockene Hitze der Sauna

Die klassische Sauna stammt aus den skandinavischen Ländern. Anders als im Dampfbad kann die Temperatur in der Sauna bis zu 100°C betragen. Dampf entsteht in der Sauna nur dann, wenn man einen Aufguss auf die heißen Steine macht, die auf dem Saunaofen liegen. Ansonsten ist die Hitze trocken. Auf jeden Fall kommen Sie dabei ordentlich ins Schwitzen. Im Normalfall sind zwei bis drei Saunagänge mit einer Dauer von 8 bis maximal 15 Minuten vorge-sehen. Danach sollten Sie sich kalt duschen oder mit dem Wasser-schlauch von Kopf bis Fuß kalt abspritzen. Nach jedem Saunagang sollten Sie mindestens eine zehnminütige Entspannungsphase ein-planen. Der Körper muss unbedingt zwischendurch wieder abgekühlt werden, da Sie sonst Ihren Kreislauf überlasten. Am besten legen Sie sich ganz enstpannt auf eine Liege und entfliehen mit Ihren Ge-danken dem Alltag. Optimale Kombination: Bauen Sie in die Relax-Phasen kleine Pflege-Extras wie Masken oder Körperpackungen ein.

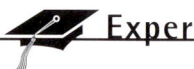 **Expertentipp**

Wichtig: viel trinken!

Egal ob Dampfbad oder Sauna: Da Sie durch das Schwitzen viel Flüssigkeit verlieren, ist es sehr wichtig, dass Sie auch wieder ausreichend Flüssigkeit zu sich nehmen. Deshalb gehört zur Entspannungsphase auch ein großes Glas mit frischem Fruchtsaft, aromatischem Tee oder Wasser.

Rezepte rund um Dampfbad und Sauna

Einige der Wirkstoffe für Ihren nächsten Dampfbad- oder Saunagang können Sie auch selbst herstellen. Die Ingredienzen sind leicht
zu beschaffen und die hier vorgestellten Rezepte auch problemlos
zuzubereiten.

Seifen und Peelings

Die Olivenölseife für die Seifenmassage kann man selbst herstellen.
Allerdings ist das Seifenkochen eine sehr komplizierte und aufwendige Angelegenheit, deren Beschreibung hier zu weit führen würde.
Naturreine Seifen gibt es zudem überall zu kaufen. Falls Sie gerne
kreativ tätig sind, können Sie Rezepte dafür aus dem Internet abru-
fen. Mittlerweile gibt es nämlich sogar eine Newsgroup für Hobby-
Seifensieder.

Regelmäßige Haut-
schälbehandlungen,
sogenannte Peelings,
sind eine wirksame
Anti-Falten-Kur.

    Um den Effekt der Seidenhandschuh-Massagen zu verstärken,
können Sie Ihre Haut zwischen den Badegängen oder auch zuhause
zusätzlich peelen. Dadurch werden abgestorbene Hautschüppchen
entfernt und die Hautporen können sich noch besser reinigen. Durch
die grobkörnigen Substanzen wie beispielsweise Gerstenmehl oder
Zucker wird außerdem die Energieversorgung der Haut an den behandelten Stellen angeregt. So können pflegende Produkte von der
Haut noch besser aufgenommen werden. Bei regelmäßiger Anwendung der Ayurvedischen Peelings können mit der Zeit sogar kleine
Fettpölsterchen verschwinden, da der Stoffwechsel insgesamt akti-
viert wird.

Avocado-Peeling

Das Avocado-Peeling wird auf feuchter Haut angewendet. Dazu
brauchen Sie 20 ml gehärtetes Avocadoöl (sieht aus wie eine Salbe).
Das Avocadoöl erhitzen Sie in einem feuerfesten Gefäß auf dem
Herd und lassen es dann auf Körpertemperatur abkühlen. Dann tra-
gen Sie das warme Öl auf die feuchte Haut auf. Nehmen Sie nun eine
Handvoll Rohrzucker und rubbeln Sie damit Ihren geölten Körper
etwa zwei Minuten lang gut ab. Die Verbindung von Wasser, Öl und
Stärke macht die Haut wunderbar samtig und weich.

Ayurvedischer Seifenersatz

In der indischen Heilkunde Ayurveda kennt man viele Schönheitsrezepte. Statt Seifenlaugen und chemischen Tensiden, die die Haut zu stark austrocknen, verwenden gesundheitsbewusste Inderinnen beim Baden folgende Mischung, für die Sie ein paar orientalische Zutaten benötigen.

Zutaten

- 3 EL Mungobohnenmehl oder geschrotete Gerste
- 3 EL Kichererbsenmehl
- 1 kleine Prise Kurkuma (Gewürz)
- Einige Tropfen Vetiveröl und Sandelholzöl (ätherisch)

Ayurveda ist die Wissenschaft vom langen und gesunden Leben. Sie hat ihren Ursprung in der vedischen Kultur des alten Indiens.

1. Vermischen Sie alle Zutaten miteinander zu einer cremigen Paste.
2. Je nach Belieben fügen Sie etwas Rosenwasser oder Buttermilch dazu.
3. Dann tragen Sie die Paste auf Ihre feuchte Haut auf.
4. Massieren Sie Ihren Körper 10 bis 15 Minuten kräftig mit einem Luffa-Handschuh oder einem Seidenhandschuh. Dadurch wird der Lymphfluss angeregt und Stoffwechselschlacken werden abgebaut. Beim Saunabesuch mit einer Freundin können Sie sich gegenseitig beim Massieren und Peelen an problematischen Körperpartien (beispielsweise am Rücken) helfen.
5. Nach ein paar Minuten waschen Sie die Paste mit warmen Wasser ab.

Zitronen-Oliven-Peeling

Dieses Peeling ist ganz leicht herzustellen, die Zutaten gehören zur Grundausstattung jeder Küche. Der Vorteil von Zitronensaft: Er reinigt die Haut und stellt gleichzeitig den natürlichen Säureschutzmantel der Haut wieder her.

Reiben Sie Gesicht und Körper zunächst mit kaltgepresstem Olivenöl ein. Danach geben Sie ein Gemisch aus warmen Wasser und frisch gepresstem Zitronensaft auf die Haut. Nach einer kurzen Einwirkzeit verreiben Sie beides zu einer Emulsion auf der Haut. Dadurch wird die oberste Schicht der abgestorbenen Hautzellen entfernt.

Duftzusätze für Sauna und Dampfbad

Um den therapeutischen Effekt der Schwitzbehandlung zu unterstützen, können Sie Duftmischungen und Räucherwerk selbst herstellen. Am einfachsten geht das mit ätherischen Ölen, die beispielsweise in der Sauna in den Aufguss gemischt werden. Zuhause können Sie sie auch in eine Duftlampe geben.

Beauty-Mischung

Sie heilt Hautallergien und gilt als natürliches Verjüngungsmittel. Sie
vermischen dazu 10 Tr. Sandelholz, 4 Tr. Elemiöl und 2 Tr. Rosenöl
oder Palmarosa (wahlweise, da Rosenöl sehr teuer ist). Elemiöl oder
-harz stammt von einem tropischen Baum und wird im Mittleren
und Nahen Osten seit Jahrtausenden in der Hautpflege verwendet.

Bestimmte ätherische Öle werden inzwischen auch von modernen Ärzten gegen Krankheiten empfohlen. Die Behandlung nennt sich Aromatherapie.

Anti-Stress-Mischung

Sie besteht aus je 10 Tr. Muskatellersalbei und Zitronenöl sowie 5 Tr.
ätherischem Majoranöl. Sie hat eine krampflösende, frischmachende
Wirkung. Sie sollten allerdings vorsichtig damit umgehen, falls Sie
schwanger sind. Muskatellersalbei wirkt bei übermäßigem Gebrauch
wehenfördernd.

Reinigende Räuchermischung

Auch in den eigenen vier Wänden können Sie ein Schwitzbad veran-
stalten. Schließen Sie Fenster und Türen Ihres Badezimmers gut und
lassen Sie die Badewanne mit heißem Wasser volllaufen. Das wird den
Raum meist ausreichend eindampfen. Auf einem Stövchen verbrennen Sie Räucherwerk. Für Ihre »Hamam«-Räucherung vermischen Sie
je 10 g Ingwer, Gewürznelken, Zimt, Weihrauch, Sandelholz und Myrrhe. Sie können auch andere Gewürze Ihrer Wahl zu gleichen Teilen
vermischen. Ätherische Öle werden sowohl über die Haut wie auch
über die Atemwege aufgenommen. Einzelne Bestandteile der Öle
werden in den Lungen absorbiert und gelangen so in die Blutbahnen,
wo sie ihre ganzheitliche Wirkung voll entfalten können. Räucherwerk wird über die Atemwege aufgenommen und hat eine positive
Wirkung auf unsere Psyche und unser Unterbewusstsein.

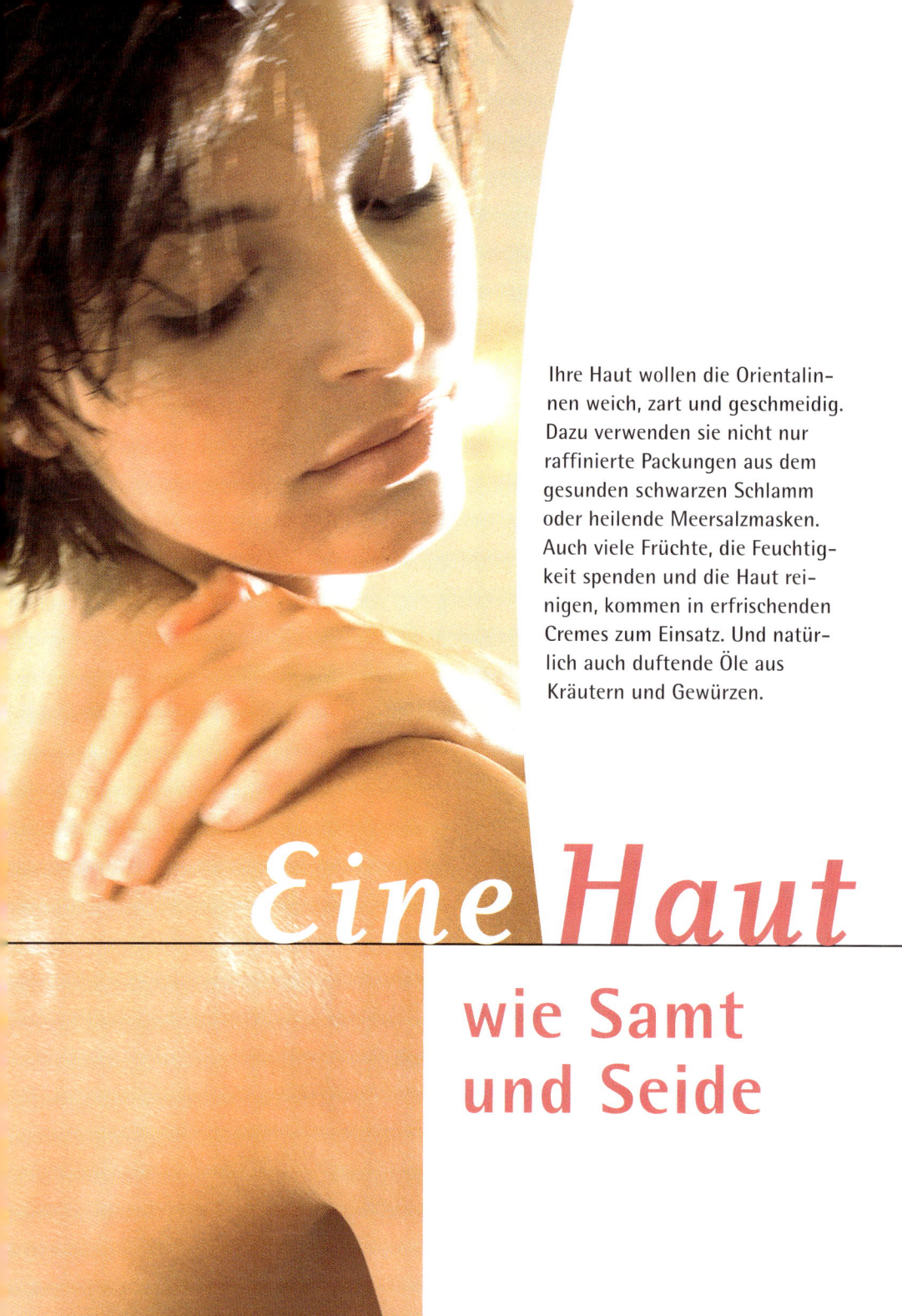

Ihre Haut wollen die Orientalinnen weich, zart und geschmeidig. Dazu verwenden sie nicht nur raffinierte Packungen aus dem gesunden schwarzen Schlamm oder heilende Meersalzmasken. Auch viele Früchte, die Feuchtigkeit spenden und die Haut reinigen, kommen in erfrischenden Cremes zum Einsatz. Und natürlich auch duftende Öle aus Kräutern und Gewürzen.

Eine Haut

wie Samt und Seide

Natürliche Stoffe für die Hautbalance

Ein schöner Körper nach orientalischem Vorbild ist immer ein gepflegter Körper. Nach der Reinigung im Bad gehörten Salben, Cremes,
Öle und Masken zu den unverzichtbaren Schönheitsmitteln der
Scheherazade. Dabei bediente sie sich übrigens großzügig der Gaben
der Natur. Die meisten Hautpflegeprodukte werden im Orient noch
heute frisch zubereitet – mit Inhaltsstoffen aus dem Garten und dem
Meer. Ein Geheimnis, das in Persien von den Müttern an die Töchter
weitergegeben wird, lautet: »Was man essen kann, ist auch gut für
die Haut.«

Naturprodukte für alle Hauttypen

Pflege aus natürlichen Substanzen wirkt anders als unsere üblichen
Kosmetikprodukte. Für trockene Haut gibt es bei uns beispielsweise
reichhaltige Cremes, für fettige Haut werden dagegen adstringierende Produkte empfohlen. Die orientalische Pflege folgt jedoch einer
anderen Philosophie. Ähnlich wie in der Naturheilkunde gilt dort,
dass ein Hautpflegemittel die Selbstregulierung der Talgdrüsen an-
regt. Es wird also nicht das einzelne Symptom, z. B. unreine Haut,
bekämpft. Statt dessen wird die Haut insgesamt in die Lage versetzt,
sich selbst zu heilen.

Deshalb sind viele »Schönheitsmittel« aus der Natur für jeden
Hauttyp zu empfehlen. Sie harmonisieren die Hautfunktionen und
bringen ein Ungleichgewicht wieder in die richtige Balance. Die
nachfolgenden Rezepturen sind daher, wenn nicht extra vermerkt,
für alle Hauttypen geeignet.

Die drei wichtigsten Maßnahmen zur Bewahrung gepflegter Haut sind Reinigen, Erfrischen und die ausreichende Feuchtigkeitszufuhr.

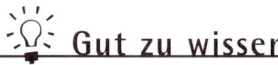

Gut zu wissen

Olivenöl – ein Tausendsassa

Im Orient und in vielen Mittelmeerländern gelten Oliven als wahrer Jung-
brunnen. Kaltgepresstes Olivenöl wird in den Herkunftsländern nicht nur
zum Kochen, sondern auch in der Hautpflege verwendet.

Black Mud - Schlamm aus dem Toten Meer

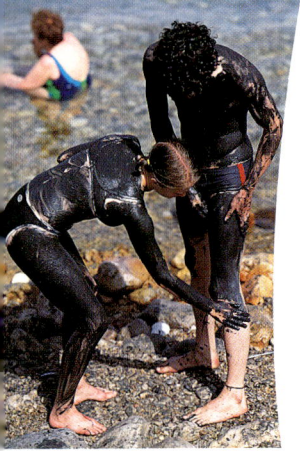

Schlammkur für
sie und ihn.

Black Mud ist sozusagen eine orientalische Ganzkörperpackung. Bis vor einigen Jahren war Black Mud ein Beauty-Geheimnis der israelischen Frauen, die sich damit beim Badeurlaub am Toten Meer verwöhnten. Inzwischen wird die Wirkung der dunklen, feuchten Masse auch von Experten aus dem Westen gepriesen. Medizinische Untersuchungen haben ergeben, dass Black Mud neben Salzwasser viele Mineralien und andere wertvolle Bestandteile enthält, die die Haut reinigen, pflegen und beleben.

Der Schlamm ist in Dosen oder Packungen erhältlich. Tragen Sie ihn nach dem Duschen oder Baden mit einem Spatel auf den ganzen Körper auf. Direkt danach verspüren Sie zunächst ein leichtes Kribbeln auf der Haut – das ist normal. Die Masse sollte komplett auf der Haut eintrocknen. Nach etwa 20 Minuten verreiben Sie den Schlamm erst grob mit einem nassen Schwamm. Danach wird der Rest mit kaltem Wasser unter der Dusche entfernt.

Black Mud-Packung zur Hautstraffung

Mit Black Mud und einigen Tropfen ätherischem Öl lassen sich auch wunderbar kleine Fettpölsterchen und Problemzonen behandeln.

Zutaten

- 30 g Schlamm aus dem Toten Meer
- 20 Tr. ätherisches Zitronenöl
- 1 Tr. ätherisches Wacholderöl
- 10 Tr. ätherisches Zypressenöl
- 5 Tr. ätherisches Algenöl
- 5 Tr. Vitamin E
- 2 EL Salz aus dem Toten Meer

Diese Mischung tragen Sie zweimal pro Woche auf die Problemzonen auf. Gerade an den Oberschenkeln, am Po und Bauch speichert der weibliche Körper gerne unnötiges Wasser. Die Folge: Wir fühlen uns zu dick. Die in dieser Packung enthaltenen ätherischen Öle haben eine entwässernde und entschlackende Funktion, die durch die Wirkung von Black Mud verstärkt wird. Die Packung können Sie auch variieren, indem Sie andere Öle dazugeben. Auch Geranie, Ingwer, Fenchel, Kamille und Zeder wirken stoffwechselanregend und entgiftend.

Mineralsalz aus dem Toten Meer

Ebenfalls ein Geschenk von Meeresgott Neptun ist das Meersalz, das Sie mittlerweile auch bei uns in allen Drogerien und Apotheken kaufen können. Meersalz ist eines der wichtigsten Heilmittel der Dermatologie für die Zivilisationskrankheit Neurodermitis. Es enthält viele Mineralstoffe, die eine positive Wirkung auf den menschlichen Organismus haben.

Salz schützt vor bösen Geistern

Aber neben der medizinischen Wirkung hat Salz in den Ländern des Orients noch eine ganz andere Bedeutung – eine magische nämlich. In der ostanatolischen Schamanentradition ist Meersalz ein wichtiges Schutzmittel gegen böse Geister und andere bedrohliche Einflüsse aus anderen Welten. Frisch verheirateten Frauen wird empfohlen, eine Salzlinie rund um das Ehebett zu streuen, damit die Liebe zwischen den frisch Vermählten rein und ehrlich bleibt. Mit einem Salzwasserbad reinigen Frauen im Orient auch heute noch regelmäßig ihren Körper und ihre Seele.

Fußbad mit Meersalz

Dieses Fußbad verhindert bei regelmäßiger Anwendung eine zu starke Hornhautbildung und trockene Füße. Sie vermischen einfach 2 Msl. des Emulgators Fluidlecithin CM mit 1 ml ätherischem Mhyrreöl und 1 ml Algenöl. Diese Mixtur geben Sie gleichzeitig mit 30 g Salz aus dem Toten Meer in warmes Wasser (ca. 37 °C).

Während des Bades können Sie Ihre Füße mit den Händen oder einer Bürste massieren. Danach sollten Sie die aufgeweichte Hornhaut mit einem Bimstein vorsichtig entfernen.

Gepflegte Füße sind in vielen orientalischen Ländern sehr wichtig. Fußsohlen und Zehennägel werden nach dem Bad kunstvoll mit Zeichnungen und Bemalungen mit Henna verschönert. Damit die Mendhi-Farbe auf der Haut gut einzieht und lange hält, sollten die Füße genauso regelmäßig gepflegt und gebadet werden wie der restliche Körper. Ein weiterer Grund: Die Fußsohlen symbolisieren im Buddhismus die Verbindung zum Göttlichen.

Meersalz lässt sich prima mit diversen Essenzen verwenden. Sie können auch Wirkstoffe wie Echinacea, Grünen Tee oder Teebaumöl gegen Fußpilz dazumischen.

Mandel-Meersalz-Bad

Mandelöl ist eine weitere Kostbarkeit aus »1001 Nacht«. In Kombination mit Meersalz ergibt sich ein wunderbarer Badezusatz, auf den selbst Scheherazade neidisch gewesen wäre.

Zutaten

- 500 g Meersalz
- 15 ml Mandelöl
- 5 ml Schwarzkümmelöl
- 2 Msl. Elastinpulver P
- 10 ml Fluidlecithin CM

Diese Inhaltsstoffe miteinander vermischen und ins Badewasser geben. Nach etwa zehn Minuten ist Ihre Haut samtig weich.

Algen-Meersalz-Maske

Das oben beschriebene Schönheitsbad lässt sich toll mit einer hautstärkenden, straffenden Meersalz-Gesichtspackung verbinden.

Zutaten

- 50 g Cremaba HT
- 20 Tr. Meersalzlösung
- 3 ml Algenöl
- 3 Tr. ätherisches Elemiöl

Meersalzlösung, Algenöl und Elemi in die Cremebasis einrühren und die Packung dann messerdick auf die gereinigte Haut (Gesicht, Hals und Dekollté) auftragen. Die Einwirkzeit beträgt etwa 20 Minuten. Danach werden die Reste mit einem Kosmetiktuch entfernt.

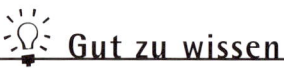 **Gut zu wissen**

Die Urkraft der Meere

Algenprodukte sind ein vielseitiges Kosmetikum. Untersuchungen haben ergeben, dass Algenpflege eine Anti-Stress-Wirkung auf die Haut hat. Die Sauerstoffzufuhr wird erhöht und die Lymph- und Blutzirkulation angeregt. Dadurch werden Wasserstauungen beseitigt und die Haut kann sich selbst besser entgiften. Algen enthalten u. a. lebenswichtige Vitamine, Spurenelemente, Aminosäuren und Mineralstoffe.

Halawa - **Körperenthaarung mit Zucker**

In den meisten Ländern des Orients ist die komplette Körperenthaarung für Frauen ein regelmäßiges Pflichtprogramm. Haare haben dort eine sexuelle Bedeutung. Die arabischen Männer sind im festen Glauben, dass selbst die Achselhaare der Frauen Hexenwerk sind. Das Halawa (= Zuckern) wird von den Frauen im Nahen Osten regelrecht zelebriert. Sie treffen sich einmal pro Woche, um das Enthaarungsmittel gemeinsam zuzubereiten und sich gegenseitig bei der Enthaarung zu helfen.

Zubereitung von Halawa

Halawa kann man sehr einfach herstellen. Dazu vermischen Sie 400 g Zucker mit 150 ml Zitronensaft. Diese Mischung wird nun bei niedriger Temperatur ständig gerührt, bis sie anfängt zu karamelisieren. Wenn das Halawa abgekühlt ist, wird es stückweise mit angefeuchteten Händen wie ein Teig weichgeknetet, in Streifen mit dem Daumen von oben nach unten auf die zu enthaarende Stelle gestrichen und entgegen der Wuchsrichtung abgezogen. Dadurch werden die lästigen Haare an den Beinen ausgerissen.

Einfacher ist es, das noch warme Halawa aufzutragen und mit einem Stoffstreifen wieder abzuziehen. Da die Prozedur schmerzhaft ist und man sich erfahrungsgemäß den Streifen ungern selbst abzieht, sollten Sie eine Freundin um Hilfe bitten. Wenn Ihnen die Zubereitung von Halawa am Küchenherd zu kompliziert ist, können Sie das fertige Produkt mit den Stoffstreifen auch in einer Drogerie kaufen.

Bei Leberflecken, Krampfadern und Sonnenbrand sollte man auf eine Halawa-Behandlung verzichten. Bei schwachem Bindegewebe ist ebenfalls Vorsicht geboten.

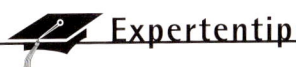

Expertentipp

Puder zur Hautberuhigung

Geben Sie nach dem Enthaaren etwas Körperpuder auf die schmerzenden Stellen, um die gereizte Haut zu beruhigen. Regelmäßiges Eincremen ist ebenfalls wichtig, weil besonders die Haut am Schienbein leicht trocken wird.

Gesichtspflege mit Früchten & Co.

Die bunte, vielfältige Speisekammer der Länder rund um das Mittelmeer und den Indischen Ozean bietet eine optimale Versorgung für die ausgewogene Ernährung der Haut. Masken, Cremes und Lotionen, die aus frischen Früchten, Blütenblättern, Getreide und Milchprodukten gefertigt werden, versorgen alle Hauttypen mit den wichtigsten Pflegestoffen und Feuchtigkeit. In Persien beispielsweise geben die Hausfrauen, wenn sie Früchte oder Gemüse zubereiten, immer etwas davon auf ihr Gesicht.

Was Früchte der Haut zu bieten haben

Die Vitamine aus Obst und Gemüse dienen von innen und außen einer gesunden Haut und dem Schutz vor Freien Radikalen.

Tolle Feuchtigkeitsspender sind zum Beispiel Erdbeeren, Feigen und Bananen. Auch die berühmte Gurkenmaske gehört in diese Kategorie. Einige Früchte haben zudem eine ganz besondere Wirkung: Der natürliche Säureschutzmantel, den jede gesunde Haut hat, wird durch sie wieder hergestellt. Ein Kosmetiktrend im Westen sind derzeit die sogenannten Fruchtsäuren. Ein aufwendiger und teurer Spaß. Scheherazades Geheimnis ist viel einfacher und billiger: Frische Zitronen, Weintrauben, Äpfel, Erdbeeren oder Ananas auf die Haut aufgetragen, haben den gleichen Effekt – und enthalten keine belastenden Konservierungs- und Farbstoffe.

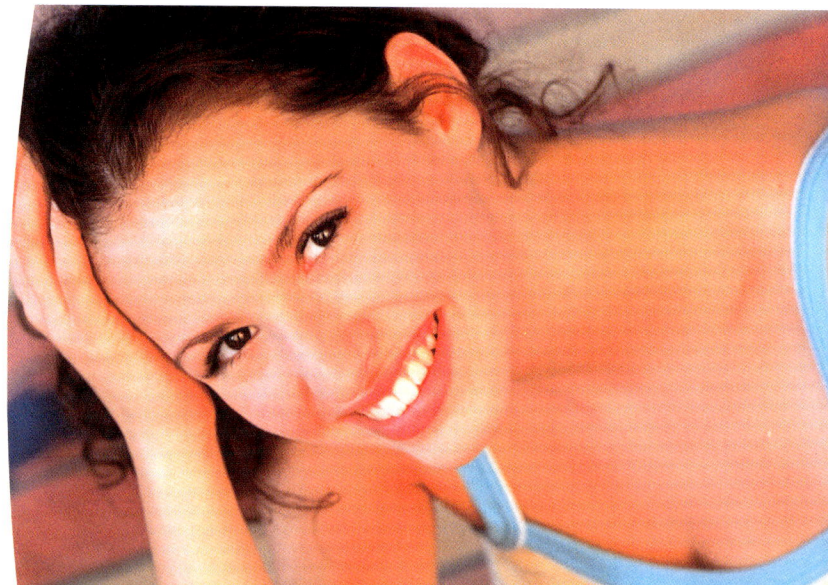

Frische Früchte sorgen für schöne Haut.

Gesunde Mischungen für Ihre Haut

Die folgenden Schönheitsrezepte werden Ihre Haut erfrischen und zugleich von schädlichen Schmutzpartikeln reinigen. Bei diesen Masken können Sie auch selbst kreativ werden: Probieren Sie verschiedene Kombinationen aus Früchten und Blüten nach Ihrer Wahl und experimentieren Sie mit Quark, Jogurt und anderen Milcherzeugnissen.

Indische Gesichtsreinigung

1 EL Kichererbsenmehl wird mit je 5 ml Milch und Wasser vermischt. Damit reinigen und peelen Sie am Abend vor dem Schlafengehen Ihr Gesicht. Danach haben Sie eine Haut wie ein Baby.

Eine gründliche Gesichtsreinigung wirkt vorbeugend und ist unbedingte Voraussetzung für glatte Haut und zarten Teint.

Persische Erdbeer-Maske

Dazu brauchen Sie eine Schale frische Erdbeeren, ein Hühnereiweiß und 10 ml Orangenblüten-Hydrolat. Schlagen Sie das Eiweiß steif und vermischen Sie es mit den zerdrückten Erdbeeren und dem Hydrolat zu einer geschmeidigen Paste. Die Paste tragen Sie auf das gereinigte Gesicht auf und lassen sie antrocknen. Nach etwa 20 Minuten können Sie die Reste mit warmem Wasser entfernen. Die Maske lässt sich auch mit anderen Obstsorten anrühren.

Jogurt-Maske mit Rosenöl

Vermischen Sie 2 EL Jogurt mit je 1 Msl. Fluidlecithin Super und Avocadoöl. Dazu geben Sie einige Tropfen ätherisches Rosenöl (Anti-Falten-Effekt). Lassen Sie die Maske etwa 20 Minuten einwirken. Sie werden merken, die Maske ist belebend, durchblutungsfördernd und straffend. Außerdem duftet sie herrlich nach Rosen.

Rosenblüten-Maske gegen Falten

Für die ebenfalls duftende Rosenblüten-Maske mischen Sie 2 EL Crème fraîche oder Quark mit je 1 TL zerstossenen (getrockneten) Rosenblüten und Sandelholzpulver. Diese Mischung streichen Sie auf Ihre Haut und lassen sie einwirken. Nach 15 Minuten waschen Sie sie mit warmem Wasser wieder ab.

Jasminblüten-Tonic

Aufwendig zuzubereiten ist diese Mixtur. Aber Sie werden bald merken, dass sich die Mühe lohnt.

Zutaten

- 1 EL getrocknete Jasminblüten
- 1 EL getrocknete Basilikumblätter
- 100 ml destilliertes Wasser
- 30 g 70%igen Alkohol
- 50 ml Rosenwasser
- ½ TL Bienenhonig
- 3 Tr. Jasminöl

1. Die getrockneten Blüten und Blätter werden in eine Schale gefüllt und mit dem destillierten Wasser und 20 g des Alkohols übergossen. Decken Sie das Ganze mit einem Tuch ab und lassen Sie es über Nacht stehen.
2. Am nächsten Tag seihen Sie die Mischung durch ein Leinentuch und pressen dabei die Pflanzen gut aus. (Eventuell sieben Sie sie nochmals durch ein Kaffee-Filterpapier).
3. Anschließend erwärmen Sie das so gewonnene Blüten-Tonic mit dem Honig und füllen die Flüssigkeit in eine schöne Flasche. Dann geben Sie die restlichen 10 g Alkohol und das Jasminöl dazu.

Dieses Tonic können Sie je nach Hautbeschaffenheit auch mit anderen Blüten und Kräutern zubereiten. Salbeiblätter haben beispielsweise eine adstringierende Wirkung. Bei empfindlicher Haut können Sie auch Rosen oder Veilchen verwenden. Entweder trocknen Sie sie selbst (am besten auf einem Tuch in der Sonne) oder Sie kaufen die Blüten bereits getrocknet im Kräuterladen. Statt des Rosenwassers können Sie auch andere Hydrolate verwenden: beispielsweise Orangenblüten-, Melissen-, Lavendel-, Kamillen-, Salbei-, Pfefferminz- und Sandelholzwasser, die Sie im Handel erwerben können.

Indische Gurken-Maske für unreine Haut

Dieses Rezept stammt aus der indischen Ayurveda-Lehre und wird von den Ärzten bei Akne, fettiger Haut und Pickeln verordnet. Dafür raffeln Sie 250 g Gurke und geben 1 TL Kichererbsenmehl und eine Prise Kurkuma dazu. Diese Mischung bleibt bis zu 30 Minuten auf der Haut und wird dann mit kaltem Wasser abgewaschen.

Avocado-Hautcreme

Diese reichhaltige Hautcreme ist eine wahre Wohltat für müde, strapazierte Haut. Sie wird aus Avocadoöl hergestellt und kann bis zu einem halben Jahr haltbar gemacht werden. Um sie selbst herzustellen, brauchen Sie ein feuerfestes Glas mit Mengenkennzeichnung und einen Rührstab aus Glas.

Zutaten

- 75 ml Avocadoöl
- 20 g Tegomuls (Emulgator)
- 20 ml destilliertes Wasser
- 12 Tr. Aloe Vera 10-fach
- 2 Tr. ätherisches Öl Ihrer Wahl
- 6 Tr. Heliozimt oder Paraben

1. Zuerst stellt man die sogenannte Fettphase her. Dazu geben Sie das Avocadoöl mit dem Emulgator in das Glasgefäß und erwärmen es langsam bei mittlerer Hitze bis die Bestandteile völlig vermischt sind und das Öl ganz leicht raucht.
2. Lassen Sie das Gemisch abkühlen.
3. Für die fertige Creme erhitzen Sie nun 10 g von dieser Fettphase in dem Glas und geben das ebenfalls erhitzte destillierte Wasser dazu.
4. Rühren Sie das Ganze mit dem Glasstab so lange, bis sich das Wasser mit dem Öl zu einer Creme verbindet.
5. In das fertige Produkt können Sie noch Aloe Vera und das ätherische Öl Ihrer Wahl einrühren.
6. Die Creme konservieren Sie mit dem Heliozimt oder Paraben.

Falls Sie die Creme gerne etwas leichter oder dicker haben möchten, können Sie die Konsistenz einfach verändern, indem Sie mehr oder weniger destilliertes Wasser (also 15 ml oder 25 ml) dazumischen.

Wenn Sie es einmal eilig haben mit der Pflege: Frische Avocados sind eine wahre Zauberquelle für die Haut. Einfach eine halbe Avocado zerdrücken, mit Quark vermischen und auf die gereinigte Haut als Maske auftragen.

 ## Expertentipp

Der Hygiene zuliebe

Zum Verrühren der Substanzen verwendet man Rührstäbe aus Glas, da sie gut zu waschen sind. An Materialien aus Holz könnten sich trotz intensiver Reinigung Bakterien einnisten.

Orangenblüten-Creme

Für diese leichte Tagescreme braucht man zunächst wieder eine Fettphase. Dafür erwärmen Sie 60 ml Mandelöl in dem Glasgefäß (siehe Avocado-Creme) und geben dann 25 g Tegomuls und 20 g Sheabutter dazu. Wenn sich beides vollständig im Öl aufgelöst hat, lassen Sie die Masse abkühlen. Für die fertige Creme erwärmen Sie wieder 10 g dieser Fettphase im Glas. Den Rest können Sie im Kühlschrank aufbewahren. In die warme Fettphase geben Sie 30 ml erwärmtes Orangenblütenwasser und rühren mit dem Glasstab solange, bis eine cremige Masse entsteht. Wenn die Creme auf Handtemperatur abgekühlt ist, geben Sie noch 6 Tr. Paraben K und 4 Tr. Neroli-Öl hinzu. Die Creme hält ca. sechs Monate.

Sesam-Gesichtsöl für fettige Haut

Sicherlich erscheint es auf den ersten Blick paradox, ein Öl gegen fettige Haut zu verwenden. Doch pures Öl trocknet die Haut bei dauerhafter Anwendung eher aus. Die rückfettende Wirkung des Öls entsteht nur in Verbindung mit Wasser, also wenn das Öl in einer Creme verarbeitet wird. Das hier verwendete Sesamöl unterstützt den Prozess der Normalisierung des Fettgehalts Ihrer Haut.

Um das Hautöl herzustellen, vermischen Sie je 50 ml Sesamöl und Sonnenblumenöl (oder Sojaöl) mit 3 Tr. ätherischem Salbei-, je 4 Tr. Kamillen- und Basilikumöl sowie 2 Msl. Vitamin E.

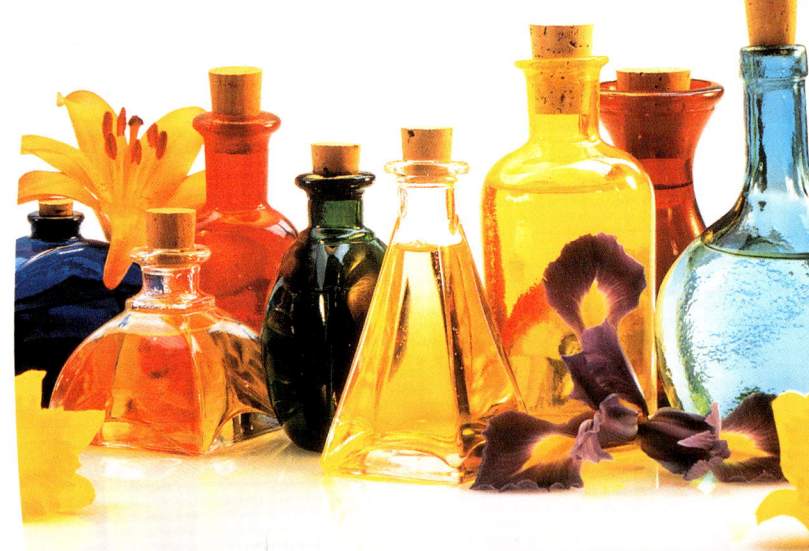

Hochwertige Pflanzenöle für eine samtige Haut.

Anwendungen gegen Zellulitis

Fast jede Frau im Westen kennt dieses Problem. Die unschönen Dellen an Oberschenkeln, Po und Bauch sind eine Folge von zu schwachem Bindegewebe und angesammelten Schlacken. Zellulitis ist nicht unbedingt eine Begleiterscheinung von Übergewicht, denn auch schlanke Frauen sind davon betroffen. Dagegen haben die meist molligeren Orientalinnen seltener Probleme damit. Ein Grund dafür sind möglicherweise die folgenden, einfachen Beauty-Mixturen. Sie sorgen für eine regelmäßige Entstauung der Lymphgefäße und entschlacken das Unterhautgewebe permanent.

Ayurvedisches Massageöl für Problemzonen

Mischen Sie 30 ml Avocadöl, 20 ml Macadamianussöl und 50 ml Jojobaöl als Trägerölbasis zusammen und geben Sie je 4 Tr. von folgenden ätherischen Ölen dazu: Rosmarin, Bergamotte, Zitrone, Geranie, Rosenholz und Ingwer. Mit diesem Öl massieren Sie jeden Morgen nach dem Duschen die betroffenen Stellen etwa fünf Minuten lang, wenn Sie wollen auch mit einer Bürste. Das Öl entspricht der sogenannten Kapha-Konstitution und ist daher auch ein sehr gutes Ganzkörperöl für Frauen, die schnell zunehmen.

Neben Massagen und Packungen sind richtige Ernährung und Sport sehr wichtig, um Zellulitis zu bekämpfen.

Algenpackung

In Kleopatras Beauty-Repertoire befanden sich eine ganze Menge Rezepturen auf Algenbasis. Moderne medizinische Untersuchungen bestätigen, dass das Meeresgemüse eine hervorragende Methode gegen lästige Dellen und Streifen an Po, Bauch und Oberschenkeln ist. Als Anti-Zellulitis-Packung trägt man am besten Frischalgen aus der Dose auf die betroffenen Stellen auf und packt dann den Körper warm ein (mit Frischhalte-Folie und Handtuch). Lassen Sie die Algen mindestens eine Stunde einwirken.

Eine billigere, aber kompliziertere Variante: Nori-Algenblätter aus dem Asienladen (die Sushi-Algen) werden angefeuchtet und auf die betroffenen Stellen gelegt. Lassen Sie die Blätter auf der Haut, bis sie trocken sind. Diese Anwendung eignet sich hauptsächlich für lokal begrenzte Behandlungen (z. B. an den Außenseiten der Oberschenkel).

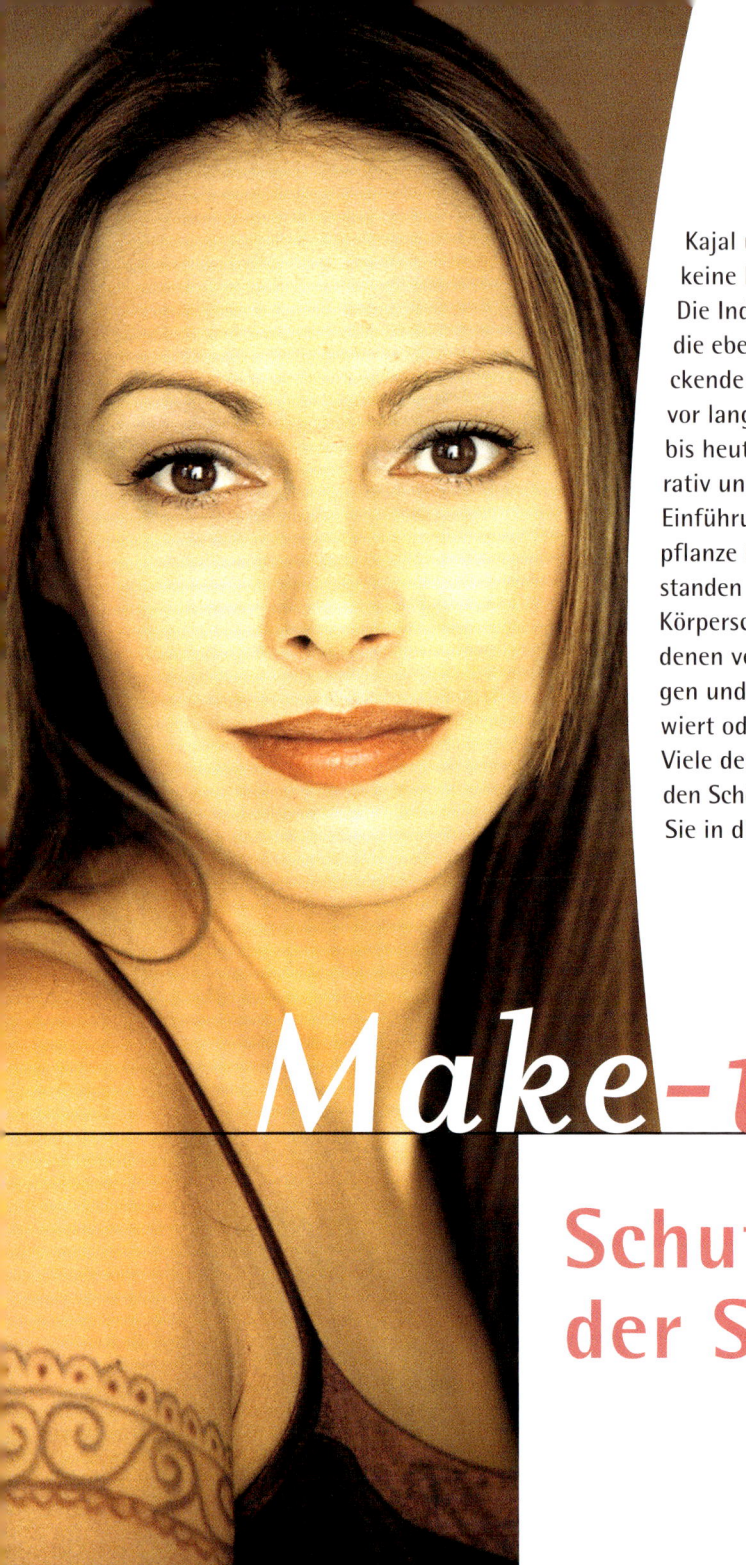

Kajal und Lidschatten sind keine Erfindung der Neuzeit. Die Inderinnen verwendeten die ebenso gesunde wie schmückende Augenschminke schon vor langer Zeit. Sie benutzen bis heute Kosmetika, die dekorativ und heilend sind. Mit der Einführung der färbenden Hennapflanze im 12. Jahrhundert entstanden kunstvolle Schmink- und Körperschmuck-Techniken, mit denen verführerische Verzierungen und Muster in die Haut tätowiert oder aufgemalt wurden. Viele der pflegenden wie zierenden Schönheitsgeheimnisse lernen Sie in diesem Kapitel kennen.

Make-up

Schutz der Seele

Bezaubernde Augen-Blicke

Besonders schutzbedürftig ist die Augenpartie. In allen Ländern des Orients gilt: »Die Augen sind der Spiegel zur Seele«. Auffällig dickes Make-up für die Lider ist daher nicht nur als erotisches Signal zu sehen, sondern stellt gleichzeitig eine Art Kleid für die Augen dar. Im ganzen Orient benutzen die Frauen für dieses Make-up eine schwarze Paste namens Kajal.

Woraus besteht Kajal?

Es gibt unterschiedliche Herstellungsarten. Meist handelt es sich um eine Mischung aus schwarzer Kohle oder aus dem Ruß verbrannter Nüsse und Samen mit pflanzlichen Fetten und Ölen. Solche Mischungen werden in kleinen, schön ornamentierten Döschen aufbewahrt und mit einem dünnen Stäbchen auf die Lidinnenseiten aufgetragen. Die meisten hochwertigen Kajalpasten enthalten außerdem Kräuterauszüge, z. B. Kampfer und Menthol, um die Augen und die Schleimhäute vor Umwelteinflüssen zu schützen. Die Schutzfunktion dieser Schminke bezieht sich nämlich nicht nur auf böse Geister, sondern hat vor allem einen praktischen Nutzen. Sandstürme sind in den Wüstenländern an der Tagesordnung und mit Kajal sind die Augen optimal geschützt.

Schöne, ausdrucksvolle Augen verleihen Ihrem Gesicht einen besonderen Reiz, Persönlichkeit und Ausdruckskraft.

Vorsicht vor billigen Mischungen!

Diese Kajal-Mischungen gibt es bei uns in Orient-Shops und Drogerien. Allerdings sollten Sie unbedingt hochwertige Produkte kaufen. In einigen billigeren Kajals wurden in letzter Zeit giftige Bleisulfate gefunden. Völlig unbedenklich dagegen sind die ayurvedischen Kajal-Stifte aus Indien – sie werden nach uralten Heilverordnungen hergestellt und enthalten neben vielen schützenden Kräuterauszügen auch Ghee, eine Art indischer Butterschmalz. Ghee hat ähnlich wie Sesamöl eine stark entgiftende und reinigende Wirkung und ist daher optimal für gereizte, allergiegeplagte Augen. In Indien verordnen die Ärzte diesen Kajal als Therapeutikum bei Sehschwäche, denn im Ayurveda verbessert die regelmäßige Entgiftung der Schleimhaut das Sehvermögen.

Kajal zum Selbermachen

Dieses Rezept ist sozusagen eine Synthese aus alt und neu. Da die eigene Herstellung von Pigment viel zu kompliziert wäre, verwenden wir für unseren Kajal fertige Pigmentmischungen, die in Kosmetikläden zu kaufen sind. Schwarzes Pigment (C Schwarz 5) für den klassischen Kajal besteht aus nahezu reinem Eisenoxid (meist synthetisch) und ist als unbedenklicher Lebensmittelfarbstoff zugelassen.

Rizinusöl sorgt für Glanz und Geschmeidigkeit in Make-up-Produkten. Wenn Sie es mit 1–2 Msl. Carnaubawachs oder Bienenwachs verschmelzen, erhalten Sie einen tollen farblosen Lipgloss.

Zerreiben Sie 2 Msl. Rizinusöl mit 5 Msl. schwarzem Pigment im Mörser, bis eine weiche Paste entsteht. Dann schmelzen Sie 2 g helles Carnaubawachs und je 1 g Bienenwachs und Ghee (oder 2 g Bienenwachs) mit wiederum 2 Msl. Rizinusöl in einem feuerfesten Becherglas bei kleiner Flamme. Wenn alles geschmolzen ist, geben Sie die Farbpaste aus dem Mörser in die heiße Fettmasse. Diese Paste können Sie nun wie die Inderinnen in ein kleines Döschen füllen und mit einem dünnen Pinsel auftragen.

Lidschatten »Orientalische Nacht«

Vermischen Sie 10 g Talkum, 5 g Kartoffelstärke, 5 Msl. Magnesiumstearat und 3 Msl. Jojobaöl im Mörser zu einer Paste. Davon nehmen Sie wiederum 5 g, die Sie mit 2 Msl. Seidenschwarz und 3 Msl. Superblau (oder Flip Blau-Grün) vermengen.

Damit haben Sie einen Lidschatten mit hoher Farbintensität, mit dem Sie einen Hauch von Orient auf Ihre Augenlider zaubern können. Jetzt brauchen Sie nur noch zu wissen, wie Sie die Schminke am besten auftragen.

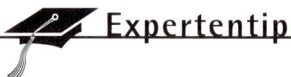 **Expertentipp**

Lidschatten in allen Farben

Natürlich können Sie mit dem Basisrezept auch jede andere Lidschattenfarbe mischen. Dazu brauchen Sie nur zu je 5 g Puder-Öl-Gemisch das bevorzugte Pigment zu mischen. Diese Pigmente erhalten Sie in vielen verschiedenen Farben. Besonders exotisch als Kombi: ein schimmernder Goldpuder.

Orientalische *Schminktechniken*

Kajal wird zwar traditionell am inneren Rand der Augenlider aufgetragen. Für besondere Anlässe wie beispielsweise Hochzeiten werden damit aber auch fantasievolle Augen-Make-ups kreiert. Farbige Kajalpasten werden ähnlich wie Lidschatten auch auf die äußeren Lider aufgetragen. Mit schwarzem und goldenem Kajal werden rund ums Auge kunstvolle Ornamente gezeichnet. Beliebte Motive dafür sind Blumen, Herzen und Muster in Tropfenform.

Attraktive Variante: Die ägyptischen Augenkonturen

Die Pharaonentöchter liebten ausgefallene Designs rund ums Auge. Sie malten etwa zusätzlich zu den Kajalstrichen am Innenlid zwei Konturen am Wimpernansatz oben und unten und verlängerten diese Linien bis zur Nasenwurzel und außen bis hin zu den Schläfen. Diese Verlängerungsstriche verlaufen entweder waagerecht oder schräg nach oben an der Außenseite und schräg nach unten am Nasenflügel. Für die Zeichnungen und Außenstriche sollten Sie aber statt Kajal wasserfesten Eyeliner benutzen. Da die Eigenherstellung zu kompliziert wäre, können Sie dafür ein reizstoffarmes Produkt aus der Drogerie verwenden.

Falls Sie Kontaktlinsen tragen, sollten Sie diese auf jeden Fall vor dem Schminken einsetzen.

Kreativer Blickfang

Am unteren Wimpernansatz wird mit Eyeliner ein schwarzer Strich gezogen, der mit Ornamenten geschmückt wird.

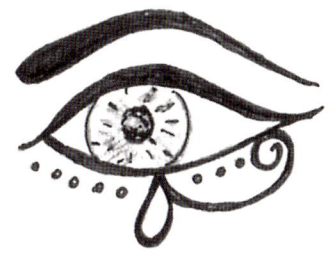

Erotisch und geheimnisvoll: Katzenaugen

Diese katzenhafte Augenschminke trugen die verschleierten Harems-damen aus »1001 Nacht«, bei denen nur die Augen sichtbar waren. Für den großen Auftritt wird zunächst Kajal auf die Innenlider auf-getragen. Mit zwei verschiedenen Lidschattentönen werden dann die oberen Augenlider modelliert. Das Lid wird zuerst komplett mit einem hellen Ton grundiert. Dann tragen Sie eine dunklere Farbe von der Mitte des Lides schräg nach außen und oben verlaufend auf. Unter den Augenbrauen tragen Sie etwas Highlighter oder schimmernden Stardust-Puder in Silber oder Perlgold auf. Zum Abschluss einen fei-nen Lidstrich am oberen Wimpernansatz ziehen und die Wimpern zweimal kräftig tuschen.

Die gewählten Farbtöne für Ihr Augen-Make-up sollten mit der Augen-farbe, der Haarfarbe und der Farbe Ihrer Kleidung harmonieren.

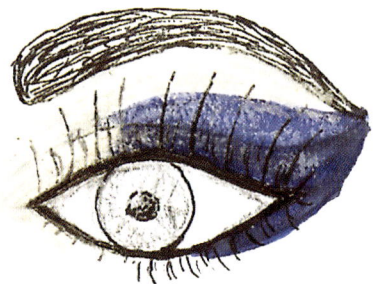

Puder aus Tonerde und Glimmer

Für einen frischen und rosigen Teint benutzten die Orientalinnen eine Mischung aus natürlichen Mineralien und reinen Erdfarben. Diese Mischung ist im Handel unter der Bezeichnung »Egypt Wonder«, ägyptisches Wunder, erhältlich. Die Zubereitung dieser Farbstoffe ist sehr aufwendig, da viele Rohstoffe in Handarbeit gerieben und zerstoßen werden müssen. Die eigene Herstellung lohnt sich deshalb nicht.

In guten Drogerien und im Fachhandel kann man aber sehr hoch-wertige Pigmentmischungen kaufen, die teils aus natürlichen, teils aus synthetischen Inhaltsstoffen hergestellt werden und sehr haut-freundlich sind. Für Ihr Orient-Make-up können Sie daraus einen schönen Gesichtspuder mischen. Puder mattiert und verfeinert den Teint und verleiht Ihrer Haut ein samtiges, ebenmäßiges Aussehen, ohne Sie dabei auszutrocknen.

Gesichtspuder »Sternenhimmel«

Diesen »Juwelen-Puder« können Sie nicht fertig kaufen! Er mogelt mit Hilfe von Lichtreflexen auch kleine Fältchen weg.

Zutaten

- 7 g Talkum
- 8 g Seidenweiß
- 2 Msl. Magnesiumstereat
- 1 Msl. Jojobaöl

- 4 Tr. äth. Tuberoseöl
- 3 Msl. Goldpigment
- 2 Msl. Silberpigment
- 1 Msl. Pigmentmischung

Für die Pigmentmischung

- 1 Msl. Rotbraun
- ½ Msl. Dunkelbraun

- 1 Msl. Ocker
- 2 Msl. Titanoxid

Glanzpigmente können Sie auch in die Hautcreme oder in eine Bodylotion mischen. Die Partikel legen sich beim Auftragen der Creme oder des Puders auf die Hautfältchen. Durch die Reflektion des Lichtes erscheint der Teint glatt und faltenfrei.

1. Vermischen Sie zunächst die Zutaten für die Pigmentmischung.
2. Geben Sie die Pigmentmischung mit dem Jojobaöl und dem Tuberoseöl in den Mörser und verreiben Sie alles zu einer Paste.
3. Dann vermischen Sie Talkum, Seidenweiß und Magnesiumstereat und geben diese Mischung löffelweise in die Pigmentpaste (zwischendurch verrühren).
4. Zum Schluss geben Sie die Glitzerpigmente dazu. Wenn Sie es gerne etwas luxuriöser mögen: Kaufen Sie ein paar Gramm Blattgold oder Silber in kleinen Stückchen im Edelsteinladen, zerreiben Sie es im Mörser und geben Sie es statt der Glanzpimente dazu.

 Gut zu wissen

Ihre Schminkutensilien

Eine Grundvoraussetzung für ein gelungenes Make-up ist das richtige Handwerkszeug. Kaufen Sie hochwertige Schminkutensilien zum Auftragen der Produkte. Pinsel sollten beispielsweise aus Naturhaar sein. In vielen Parfümerien erhalten Sie mittlerweile auch Profi-Produkte. Sie sind etwas teurer, aber die Investition lohnt sich, denn sie halten länger und die Puder lassen sich damit besser auftragen. Unbedingt beachten: Sie sollten die Schminkutensilien regelmäßig in warmer Seifenlauge reinigen.

Körperkunst mit Mendhis und Bindis

Die Künste der Verschönerung beschränken sich im Orient nicht auf Gesicht und Nägel, sondern sehen den Menschen als Ganzheit – von Kopf bis Fuß. Ausdruck dieser Philosophie sind die vielfältigen und kunstvollen Körperbemalungen der Inderinnen und Marokkanerinnen mit sogenannten Mendhis. Das sind tattooähnliche Muster, die mit einer färbenden Paste aus Henna auf die Haut gezeichnet werden. Nach einigen Stunden Einwirkzeit wird das Henna abgewaschen und die Muster bleiben für einige Wochen auf der Haut.

Mendhis benutzen eine Geheimsprache

Die Mendhi-Rituale haben in Indien eine religiöse Bedeutung, denn die Hennapflanze gilt dort als Glücksbringer und als Schutzkraut gegen böse Geister. Die aufwendigen, kunstvollen Mendhi-Muster folgen einer geheimnisvollen Symbolsprache, die teilweise aus dem Sanskrit und aus anderen heiligen Schriften stammt. Jede Kultur hat bestimmte Symbole für Rituale und religiöse Veranstaltungen. Ein traditionell häufig verwendetes Motiv – Vögel, die eine Herzform bilden – symbolisiert die sexuelle Vereinigung von Mann und Frau. Auch Blumen, Blätter und sogenannte Mandalas kommen häufig in den Verzierungen vor.

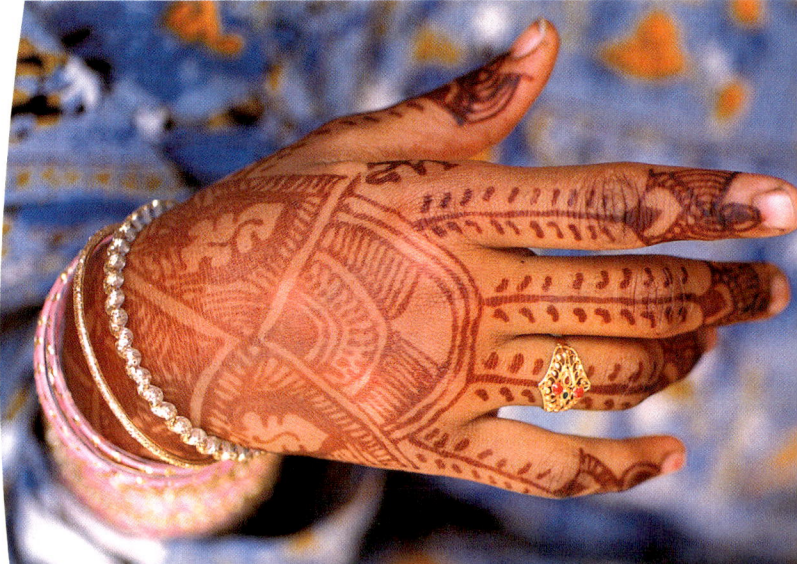

Viele Mendhi-Muster haben in Indien symbolische Bedeutung.

Wo Mendhis getragen werden

Mendhis werden hauptsächlich auf Hände, Füße und um den Bauchnabel herum gemalt. Die Fußsohlen werden meist komplett mit Henna gefärbt, die Fesseln und Oberseiten mit Ornamenten und Symbolen verziert. Im Orient ist das Henna-Malen übrigens eine richtige Zeremonie. Oft haben ganze Dörfer ihre eigenen Muster, sozusagen als Clan-Zeichen. Das Malen wird dort in der Regel auch von professionellen Hennazeichnern durchgeführt. Apropos Mendhis und Erotik: In einigen Kulturen soll es sogar üblich sein, die Farbe der Brustwarzen mit hellrotem Henna zu verstärken!

Mendhis sind übrigens auch in westlichen Ländern seit einiger Zeit im Trend. Auslöser dafür war Popstar Madonna, die mit ihren Mendhi-verzierten Händen bei Fernsehauftritten in letzter Zeit für einen wahren Boom der Indien-Tattoos sorgte.

Henna wurde schon vor Jahrtausenden zum Färben verwendet. Im Orient werden Mendhis heute noch speziell für rituelle Feste oder spirituelle Anlässe aufgetragen.

Testen Sie die erotische Wirkung der Mendhis!

Henna-Mendhis können auch beim weniger ausgeflippten Styling reizvolle Impulse geben. Ein kleines Blumenherz um den Bauchnabel oder in der Lendengegend als erotisches Extra kann bei Ihrem Liebsten eine bombastische Wirkung haben. Überzeugt? Hier einige Tipps zum Mendhi-Malen. Sie können Ihre eigenen Kreationen auftragen oder im Handel Schablonen als Vorlagen kaufen.

Vorbereitungen für das Mendhi-Malen

Bevor Sie sich an die Malarbeiten machen, sollten Sie dafür sorgen, dass Ihre Haut sauber und glatt ist. Machen Sie an den zu verzierenden Stellen ein sanftes Peeling und reiben Sie sie danach mit Mandelöl ein, in das Sie einige Tropfen ätherisches Eukalyptusöl geben können. Es öffnet die Poren und lässt den Farbstoff tiefer in die Haut eindringen.

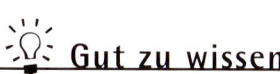 **Gut zu wissen**

Mendhi modern

Nicht nur indische Motive eignen sich für Henna-Zeichnungen. Im Trend sind auch japanische oder chinesische Schriftzeichen.

Henna-Paste für Mendhis

Es gibt auch Mendhi-Fertigmischungen, die man direkt aus der Tube auftragen kann. Allerdings gibt es sehr große Qualitätsunterschiede bei diesen Pasten. In den letzten Monaten hat der Gesetzgeber in Deutschland den Verkauf von schwarzen Pasten verboten, da eine zu hohe Schadstoffbelastung festgestellt wurde. Kaufen Sie daher nur Produkte, für die es im Handel Zertifikate gibt (auf Anfrage). Oder Sie stellen die Paste einfach selbst her.

Am besten probieren Sie vor dem Malen die gewählte Paste an einer nicht sichtbaren Hautstelle aus.

Zutaten

- 30 g rotfärbendes Henna-Pulver (aus kontrolliert-biologischem Anbau)
- 2 TL Schwarzer Tee
- ½ l Wasser
- Zitronensaft

1. Lassen Sie den schwarzen Tee etwa 20 Minuten im Wasser köcheln.
2. Dann mischen Sie den Teeaufguss in einer Schüssel mit dem Henna-Pulver, bis ein fester Brei entsteht, den Sie abkühlen lassen.
3. Danach füllen Sie etwas davon in einen Spritzbeutel mit sehr feiner Spitze (gibt es fertig zu kaufen). Jetzt können Sie die Muster freihändig zeichnen oder Ihre fertige Schablone auflegen und die Zwischenräume ausmalen (eignet sich besonders für die Hände).
4. Nach dem Auftragen wird die Zeichnung fixiert. Dazu mischen Sie 1 Teil Zuckerwasser mit 2 Teilen Zitronensaft und betupfen damit das Mendhi während des Trocknens einige Male. Nach 2 bis 4 Stunden können Sie die trockene Paste abwaschen. Das Mendhi ist gleich danach stark rötlich, dunkelt aber nach einigen Tagen nach.

 Expertentipp

Professionelle Mendhi-Maler

Wenn Ihnen das Mendhi-Malen zuhause zu kompliziert ist, machen Sie es wie die Inderinnen: Besuchen Sie professionelle Mendhi-Maler. Inzwischen gibt es in vielen größeren Städten Make-up-Profis, die sich darauf spezialisiert haben. Die besten Adressen erfahren Sie bei Trendfriseuren und in seriösen Tattoo- oder Piercing-Studios.

Bindi – Schmuck für den ganzen Körper

Eine weitere Körperschmuck-Variante sind Bindis. Dabei handelt es sich um kleine Ornamente aus Stoff, Filzen und Glitzersteinchen, die auf die Haut aufgeklebt werden. Bindis kennt man hauptsächlich aus Indien. Shakti, die indische Liebesgöttin, trägt auf Darstellungen nicht nur kunterbunte, reich verzierte Gewänder, sondern ist auch von Kopf bis Fuß üppig mit Bindis und Juwelen geschmückt. Bindis können fantasievoll am ganzen Körper angebracht werden. Besonders attraktiv ist die Variante der Bauchtänzerinnen: Kleben Sie sechs bis acht Bindis rund um den Bauchnabel. Ein garantierter Blickfang bei bauchfreien Tops oder am Urlaubsstrand. Die klassische Anwendung: Statt des berühmten roten oder schwarzen Punktes (je nach Kastenzugehörigkeit) auf der Stirn kleben sich die Inderinnen einfach ein Bindi (oder drei Bindis in Fächerform) auf die Mitte der Stirn (zwischen die Augenbrauen).

Bindischmuck passt übrigens am besten zum Original-Outfit aus Indien – dem Sari. Sie werden mit raffinierten Wickeltechniken und Drapierungen um den Körper gebunden und betonen dadurch die weibliche Linie. Echte Saris sind leider nicht ganz billig, aber die Investition lohnt sich. Damit haben Sie nämlich ein ausgefallenes Abendkleid, das nie aus der Mode kommt. Binden Sie den Sari schulterfrei um den Körper und kleben Sie ein Bindi-Muster auf das Dekolleté. Die bewundernden Blicke der Männer sind Ihnen sicher.

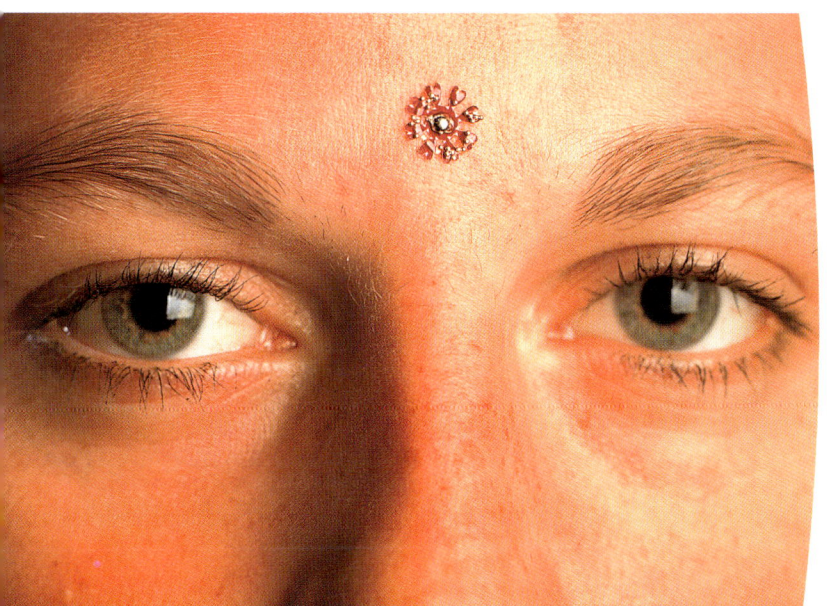

Das Bindi in der Mitte der Stirn signalisiert den Sitz des »Dritten Auges«. Dort befindet sich nach dem Glauben der Inder unsere Verbindung zum Universum.

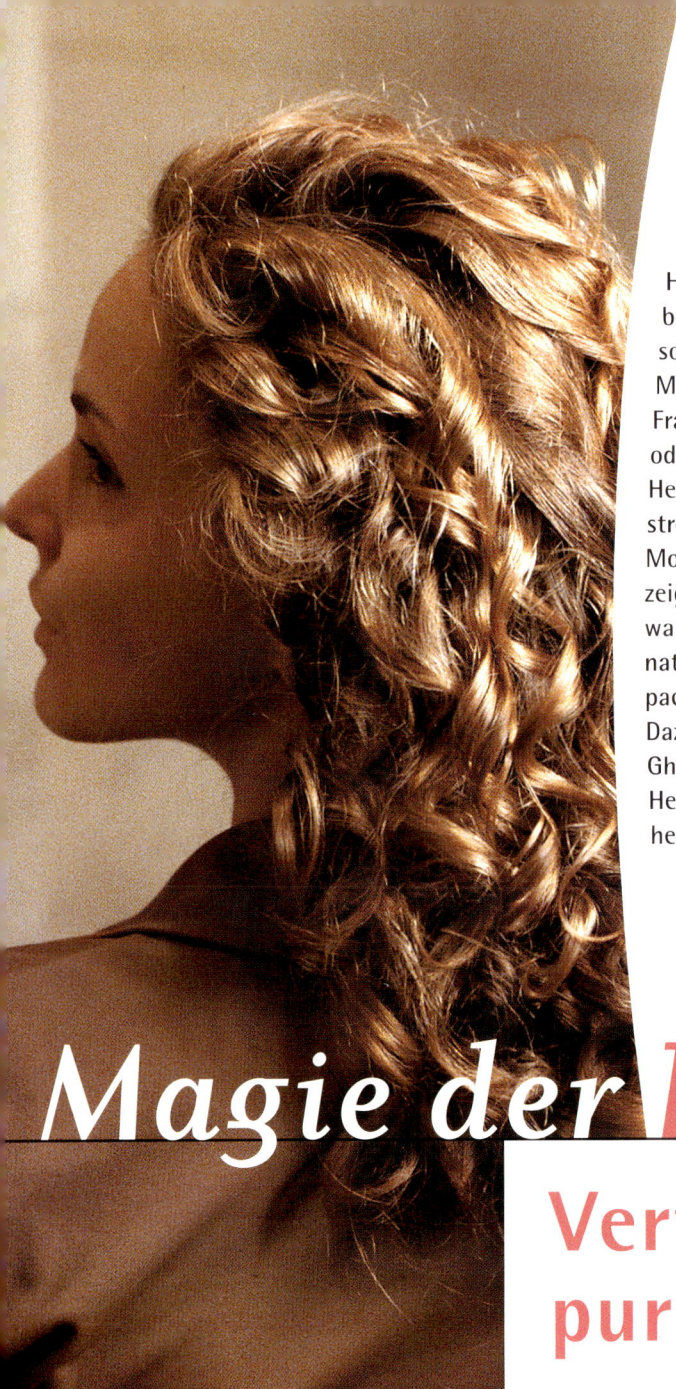

Haare haben im Orient eine besondere Bedeutung. Deshalb, so heißt es, hat der Prophet Mohammed allen islamischen Frauen befohlen, einen Schleier oder ein Kopftuch zu tragen. Heute gilt das nur noch für streng gläubige Musliminnen. Moderne Orientalinnen dagegen zeigen gerne und voller Stolz ihre wallenden Mähnen, die sie mit natürlichen Ölen und Pflanzenpackungen aufwendig pflegen. Dazu gehört auch duftendes Ghassoul, also Lavaerde, oder Hennafärbungen, die Sie selbst herstellen können.

Magie der *Haare*

Verführung pur

Ghassoul – **Zaubern mit Lavaerde**

Ghassoul kommt aus dem Marokkanischen und bedeutet übersetzt »reinigen«. Es stammt aus dem nordafrikanischen Atlasgebirge und ist im Vorderen Orient seit Jahrhunderten als schonendes Haarpflegemittel bekannt. Es wurde im Mittelalter von Kamelkarawanen in den gesamten Nahen Osten transportiert und gehörte zur wichtigen Mitgift von Bräuten. Arabische Königsfamilien unterhielten sogar eigene Anbaugebiete, um sicherzustellen, dass immer genug vom hochwertigen Mineral zur Verfügung stand.

Woraus der Zauberstoff besteht

Ghassoul, auch Lavaerde genannt, besteht aus winzigen Tonmineralien (Silizium- und Magnesiumionen, Eisen-, Aluminium- und Calciumoxide) und ist somit Teil der Natur. Es reinigt das Haar auf natürliche, physikalische Weise. Die Tonerde-Partikelchen quellen in Verbindung mit Wasser auf und saugen Schmutz und überflüssiges Fett wie ein Löschblatt ein. Die Haare werden aber niemals vollständig entfettet, dadurch wird der natürliche Säureschutzmantel der Haare erhalten. Sie bleiben immer seidenweich, glänzend und geschmeidig. Lavaerde ist außerdem reizfrei und umweltverträglich. Bei regelmäßiger Anwendung reguliert sich die Talgproduktion von selbst, d. h. Sie müssen Ihr Haar nicht mehr so oft waschen wie bisher.

Bis heute unterhält die marrokkanische Königsfamilie ein eigenes Anbaugebiet für das hochwertige Mineral Ghassoul.

Im Orient erhält man Ghassoul getrocknet in dünnen Täfelchen, die man dann mit heißem Wasser in eine Paste verwandelt. Bei uns gibt es Ghassoul mittlerweile in vielen Naturkostläden zu kaufen.

Kreieren Sie duftendes Blumen-Ghassoul

Zerreiben Sie je eine Handvoll getrocknete Rosen- und Jasminblüten mit einem Mörser, bis Sie ein Pulver erhalten. Dazu verrühren Sie 5 bis 7 EL Lavaerde sowie ungefähr $\frac{1}{2}$ l heißes Wasser zu einem flüssigen Brei. Wahlweise können Sie noch 1 oder 2 Tr. ätherisches Blütenöl dazugeben. Damit waschen Sie Ihre Haare ganz normal. Sie können bei sehr schmutzigem Haar Ghassoul auch fünf Minuten einwirken lassen.

Henna – Farbnuancen für Ihr Haar

Henna kennen Sie bereits von den Mendhis. Das Pulver aus den Blättern des Hennastrauches wird im ganzen Orient auch zum Färben und Pflegen der Haare verwendet. In Europa kennt man Henna-Haarfärbemittel seit Mitte der 60-er Jahre: Die Hippies der 68-er-Generation brachten das schlammgrüne Pulver von ihren Indientrips als »chemiefreie Haarfarbe« mit und färbten sich die Haare damit aus Protest karottenrot.

Henna lässt viele Farbnuancen zu

Frauen mit langen, gepflegten Haaren, das bestätigen Umfragen unter Männern, gelten auch im Westen als attraktiv und sexy und regen manch sündigen Gedanken an.

Mittlerweile gibt es Henna auch bei uns in vielen verschiedenen Farbschattierungen und Qualitäten zu kaufen. Henna aus dem Iran färbt beispielsweise dunkelrot, während Henna aus Ägypten eher einen Orangestich erzeugt. Durch die Zugabe von getrockneten Kräutern und Früchten erhält man aber auch Farbschattierungen, die von einem zarten Sandelholzton (für blondes Haar) bis hinzu einem tiefen Ebenholzschwarz reichen. Diese Mischungen kann man fertig kaufen oder man kann sich einen individuellen Ton selbst zusammenstellen.

Welche Farbe erhält Ihr Haar mit Henna?

Henna färbt dunkler, aber nicht heller. Sie können also dunkelbraune Haare nicht blond färben. Und auch bei blonden Haaren sollten Sie vorsichtig sein. Wählen Sie einen Farbton, der maximal zwei Stufen dunkler ist als Ihre Naturhaarfarbe. Sonst kann es zu Verfärbungen kommen. Auch bei chemisch vorbehandelten Haaren ist Vorsicht geboten, da eine Kombination mit Henna grünliche Töne ergeben kann. Nach einer Dauerwelle sollten Sie vier Wochen vergehen lassen. Henna kann aber auch bei chemisch behandelten Haaren verwendet werden, wenn der Strähnchentest keine Verfärbungen zeigt und der Hersteller nichts gegenteiliges empfiehlt. Wenn Sie etwas mehr investieren wollen, können Sie sich anhand einer Teststrähne Ihren eigenen Wunschfarbton auch von Pflanzenfarben-Spezialisten mischen lassen. Die fertige Mischung inklusive Pflege und Färbeutensilien erhalten Sie dann per Post (siehe Service-Teil).

Wie Henna wirkt

Henna ist eine sanfte Alternative zu den klassischen Oxidationshaarfarben, auf die viele Frauen allergisch reagieren. Die synthetischen Haarfarben können zwar wunderschöne Töne erzeugen, aber leider dringen auch einige der Inhaltsstoffe durch die Kopfhaut in die Blutbahnen ein. Sie können noch Stunden nach der Färbung nachgewiesen werden. Außerdem rauhen diese Produkte Teile der Schuppenschicht unserer Haare auf, um die Farbstoffe ins Haarinnere zu schleusen. Auf Dauer geht dabei Haarsubstanz verloren und das geht auf Kosten von Glanz und Gesundheit des Haares.

Kräuterhaarfarben auf Hennabasis wirken anders. Sie dringen nicht ins Haarinnere ein, sondern legen sich wie ein Lack um die Schuppenschicht und färben nur die Keratinschicht unserer Haare. Die natürliche Haarfarbe bleibt darunter erhalten. Je öfter Sie die Hennafärbung anwenden, desto dicker wird die Schicht und damit der Farbton. Es kann also sein, dass Sie nach der ersten Behandlung mit Henna nur einen leichten Schimmer bemerken. Das ist auch gut so. Denn Henna gehört zu den permanenten Haarfarben. D. h. die Farbe verblasst mit der Zeit, bleibt aber im Haar, bis Sie es schneiden.

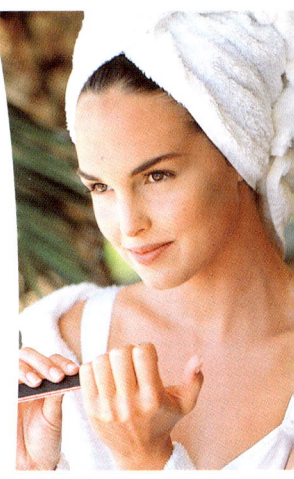

Während das Henna einwirkt, können Sie Gesicht und Hände pflegen.

Haarpflege mit Henna

Henna gibt es übrigens auch farblos. Es eignet sich hervorragend als stärkende, pflegende Haarkur für dünnes, gesplisstes Haar. Dafür vermischen Sie 5 EL neutrales Henna, 3 EL Quinoa (ein Chinin-Produkt) und wahlweise bei sehr trockenem Haar 1 EL Olivenöl. Diese Mischung tragen Sie wie den Farbbrei auf. Die Einwirkzeit beträgt etwa eine Stunde.

Darauf müssen Sie beim Kauf von Henna achten

Wichtig ist es, auf die Reinheit und die Qualität des Hennas zu achten. Obwohl es lange Zeit als unbedenklich eingestuft wurde, haben Tests in letzter Zeit immer öfter Rückstände von Pflanzenschutzmittel diagnostiziert. Besonders vorsichtig sollten Sie sein, wenn Sie Henna kaufen, das direkt aus den Herkunftsländern importiert wurde. In einigen Bazar-Produkten sind giftige Bleisalze enthalten, die nicht nur gesundheitsschädlich sind, sondern auch Ihre Haare für immer ruinieren.

Anwendung der Henna-Haarfarbe

Henna verleiht Ihrem Haar neben den aufregenden Farbnuancen, strahlenden Glanz. Er entsteht durch den Gerbstoff Tannin, der die Haaroberfläche glättet und gleichzeitig härtet.

Für die Farbbehandlung mit Henna sollten Sie folgende Utensilien vorher zurechtlegen: Plastikhandschuhe, ein altes Handtuch, eine alte Duschhaube, Allzweckcreme und Watte.

Wenn Sie eine fertige Henna-Mischung verwenden, geben Sie das Pulver in eine alte Keramikschüssel und verrühren es langsam mit 200 ml heißem Wasser. Falls Sie eines der folgenden Rezepte mischen möchten, verfahren Sie ähnlich. Vermischen Sie immer zuerst Pulver und Kräuter in der Schüssel und geben Sie dann Wasser sowie Wein oder Tee dazu. Für eine geschmeidige Paste können Sie je nach Haarbeschaffenheit auch eine Haarkur oder ein Eigelb dazugeben. Diese Mischung lassen Sie zwei bis drei Minuten abkühlen.

Dann unterteilen Sie Ihre trockenen Haare am Haaransatz in mittelstarke Strähnen. Die ausgekühlte Mischung wird nun Strähne für Strähne vom Hinterkopf aus gleichmäßig vom Haaransatz bis in die Spitzen verteilt. Die Strähnen dann nochmals mit den behandschuhten Händen durchkneten. Stecken Sie die behandelten Haare mit Nadeln hoch.

Säubern Sie den Haaransatz, streichen Sie ihn einen Zentimeter dick mit Allzweckcreme ein und bedecken Sie ihn mit einem langen Streifen Watte bis hinter die Ohren. Setzen Sie nun die Plastikhaube auf und lassen Sie die Mischung bis zu vier Stunden (je nach gewünschter Intensität) einwirken. Mit etwas zusätzlicher Wärme, z. B. unter der Trockenhaube können Sie den Effekt verstärken. Danach spülen Sie den getrockneten Brei mit warmem Wasser gut aus. Da Henna leicht austrocknend wirkt, sollten Sie bei trockenem Haar einen Löffel Olivenöl dazugeben.

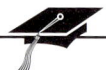 **Expertentipp**

Allergietest

Sie sollten vor der Erstbehandlung unbedingt eine Teststrähne an einer wenig sichtbaren Stelle färben. Damit schließen Sie auch ein eventuelles Allergierisiko aus (denn auch gegen Naturprodukte wie Henna kann man allergisch sein).

Rezepte für Haarfärbungen mit Henna

Wenn Sie normal rotes Henna verwenden, erhalten Sie einen Farbton, den man als Kupferrot bezeichnet. Sie können durch die Zugabe von weiteren natürlichen Farbstoffen auch andere Farbnuancen erzielen.

Miss Mahagony (dunkler Rotbraunton)

Sie vermischen dazu 6 EL rotes Henna, 2 EL gemahlene Walnussschalen (die können Sie in der Kaffeemühle selbst mahlen), 1 EL Indigopulver, 2 EL Kaffeepulver und 3 EL Rhabarberpulver. Den Brei rühren Sie wie auf Seite 42 beschrieben an. Zur Verstärkung des roten Tones können Sie etwas warmen Rotwein dazugeben.

Golden Sahara (warmer Rotblondschimmer)

Sie vermengen 5 EL Hennapulver, 3 EL Rhabarberpulver, 3 EL Sandelholz und 1 EL pulverisierte Kamillenblüten miteinander und rühren die Mischung mit warmem Wasser an.

Black Beauty (dunkelbraunes Haar)

Für diese Färbung brauchen Sie 5 EL braunes Henna und 5 EL Indigo, die Sie miteinander vermischen und mit warmem Wasser zubereiten. Vorsicht! Indigo ist für helles und graues Haar ungeeignet. Außerdem sollten Sie unbedingt vorher einen Allergietest machen.

Finden Sie Ihren individuellen Farbton

Mit weiteren färbenden Pflanzenfarben aus dem Fachhandel können Sie sehr viele, schöne Zwischennuancen erzielen. Da jedes Haar anders reagiert, sollten Sie sich etwas Zeit nehmen, um mit neuen Mischungen (an Teststrähnen) Ihren individuellen Farbton herauszufinden.

Sie können übrigens auch graues Haar mit Henna behandeln: Sie erhalten jedoch keine hundertprozentige Grauabdeckung. Dennoch: Bei hellgrauen und graugesträhnten Haaren zaubern blonde Farbnuancen mit Henna interessante Effekte. Bevor Sie sich an das Färben von Grauhaar machen, sollten Sie jedoch auch immer erst eine Teststrähne behandeln.

Sollte etwas schiefgegangen sein beim Färben, ist das übrigens kein Beinbruch. Sind die Haare zu rot geworden, dämpft eine erneute Färbung mit Braun den Ton ab. Auch warmes Mandelöl mildert den Farbton etwas.

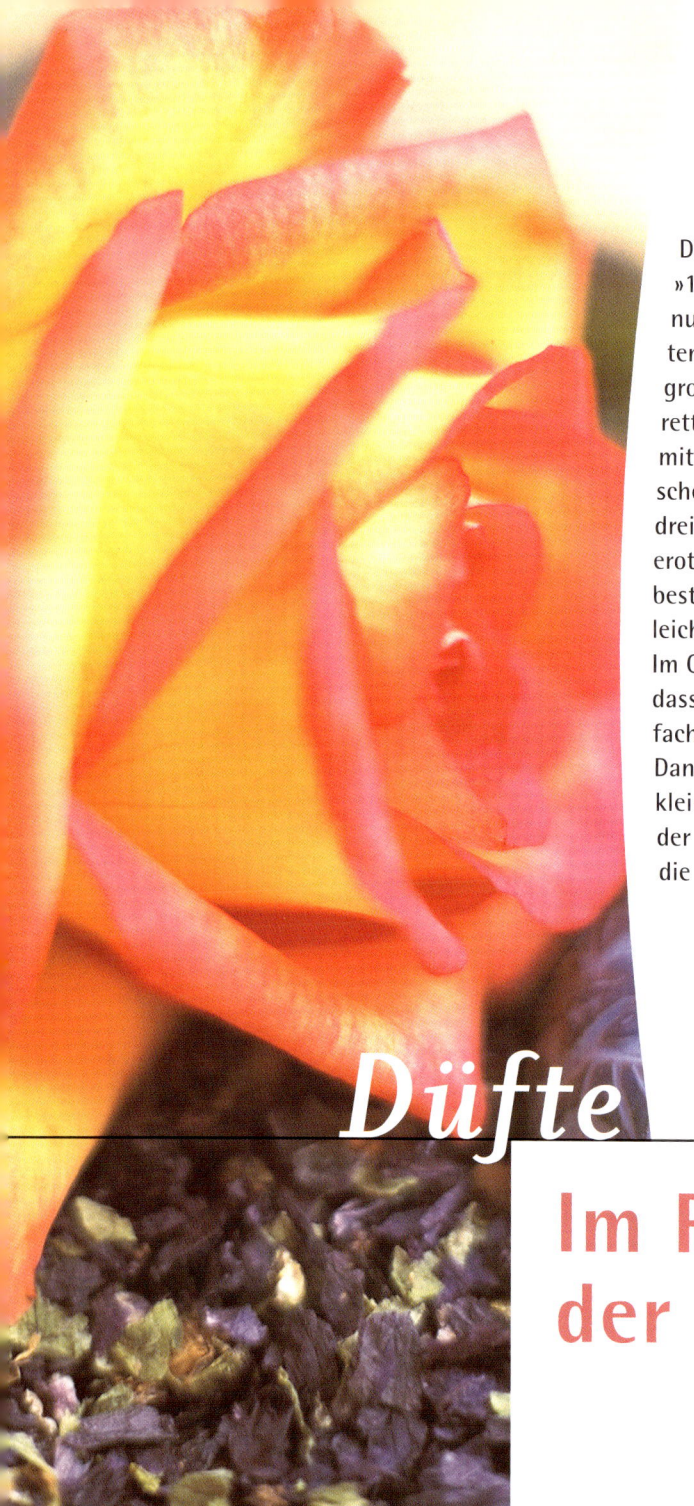

Die schöne Scheherazade aus
»1001 Nacht« war sicher nicht
nur eine Meisterin im Geschich-
tenerzählen, sondern auch eine
große Verführerin. Schließlich
rettete sie nicht nur ihre Haut
mit ihrer Erzählkunst, sondern
schenkte nebenbei dem Sultan
drei Kinder. Mit ihren kleinen
erotischen Tricks wäre auch heute
bestimmt so mancher Mann
leicht um den Finger zu wickeln.
Im Orient glaubt man fest daran,
dass alles, was man gibt, sieben-
fach zurückkommt. Sie zweifeln?
Dann probieren Sie einfach all die
kleinen und großen Geheimnisse
der sinnlichen Verführung aus,
die Sie in diesem Kapitel finden.

Düfte

Im Reich
der Sinne

Verführen statt verführt werden!

In unserem hektischen westlichen Alltag bleibt meist viel zu wenig Zeit für sinnliche Mußestunden zu zweit. Statt selbst die erotische Initiative zu ergreifen, warten wir meist darauf, dass der Partner uns Frauen verwöhnt. Schließlich sind wir emanzipiert und nicht dazu da, die Männer zu bedienen. Richtig! Aber Männer begreifen bestimmte Dinge leider sehr langsam. Die meisten kommen gar nicht auf die Idee, dass sie uns mit einem Strauß Rosen eine große Freude machen würden. Im Orient lächeln die Frauen darüber. Und wenden einfach ihre eigenen Tricks an.

Lieben Sie Ihren Körper!
Wichtig für eine erfolgreiche Verführung ist, dass Sie selbst Sinnlichkeit in Ihrem Leben zulassen. Orientalische Frauen leiden beispielsweise selten unter Figurproblemen, obwohl sie im Durchschnitt viel dicker sind als Frauen im Westen. Ihr Becken ist trotz überflüssiger Pfunde immer sehr beweglich, denn sie üben regelmäßig ihre lockenden Hüftschwünge. Sie lassen ihre Weiblichkeit zu. Wir dagegen finden unsere Körper oft hässlich, selbst wenn wir Idealgewicht haben. Orthopäden können bestätigen, dass viele Frauen in Europa sich eine Fehlhaltung antrainiert haben, weil sie ständig versuchen, etwas wegzumogeln.

Der Liebesaltar
Jede Frau trägt Sinnlichkeit in sich. Ein guter Weg, um den Zugang zur inneren Venus zu finden, sind kleine Rituale, die Sie einer Symbolfigur etwa der Liebesgöttin Aphrodite oder der Mondgöttin Isis widmen können. Errichten Sie an einem schönen Platz in Ihrer Wohnung einen kleinen Liebesaltar. Auf ihm bewahren Sie erotisierende Accessoires wie Düfte, Räuchermischungen und Öle auf. Schmücken Sie ihn regelmäßig mit Blumen und schönen Bildern.

Der Altar ist übrigens Ihre Privatsphäre. Sollten Sie mit Ihrem Liebespartner zusammenleben, bitten Sie ihn um Verständnis. Gemeinsame Ekstase kann man nur erleben, wenn man dem anderen die Möglichkeit lässt, eine eigenständige Persönlichkeit zu sein.

Die Macht der Düfte

Die wichtigsten Accessoires auf Ihrem Altar sollten verschiedene Düfte sein. Duftstoffe wirken nämlich auf eine sehr subtile Art: Sie werden nicht, wie andere Sinneseindrücke, in der hoch entwickelten Großhirnrinde verarbeitet, sondern im limbischen System. Dieses ist für unsere Triebe, unsere Sexualität und andere schwer kontrollierbare Emotionen zuständig. Mit anderen Worten: Duft besitzt eine manipulative Macht, die dem Verstand unzugänglich ist. Tests mit ätherischen Ölen wie Weihrauch und Sandelholz haben ergeben, dass diese Düfte sogar die Ausschüttung des Orgasmus-Hormons Oxytocin anregen können.

Welche Düfte haben erotische Wirkung?

Der Ursprung des Parfums ist heute nicht mehr nachvollziehbar, weil er sich in der langen Menschheitsgeschichte verloren hat.

Im Orient kennt man die aphrodisische Wirkung von Duftstoffen schon seit sehr langer Zeit, auch ohne wissenschaftliche Beweise. Ambra, Moschus, Sandelholz, Rosenöl, Jasmin und viele andere Wohlgerüche gehören beispielsweise in Indien unbedingt zu einem erfüllten Liebesleben. Auch das berühmte Kamasutra gibt Anweisungen für den lustfördernden Einsatz von duftenden Aromen. Im Orient ist Moschus eine heilige Substanz, die beim Bau von Moscheen sogar in den Mörtel gemischt wurde, damit die Wände bei Sonneneinstrahlung den warmen Duft abgeben.

 Gut zu wissen

Warum ist Moschusduft so verführerisch?

Echter Moschus wird aus dem Drüsensekret des in Asien beheimateten seltenen Moschus-Hirsches gewonnen. Früher musste das Tier für die Gewinnung getötet werden. Heute gibt es auch Verfahren, bei denen das Tier am Leben bleibt. Der schwere, animalische Duftstoff hat Ähnlichkeit mit den Duftlockstoffen des menschlichen Schweißes und gilt deshalb als erotisierend. Da reiner Moschus sehr teuer ist, wird heute in der Parfumherstellung die synthetische Variante verwendet.

Sinnliche *Duftkompositionen*

Besonders wirkungsvoll sind Duftessenzen, die den körpereigenen Duftstoffen, den sogenannten Pheromonen ähnlich sind. Dazu gehören vor allem Ambra und Moschus. Diese Düfte sind zwar meistens nicht gerade billig, aber dafür sehr erotisierend. Und wenn man die Preise von teuren Designer-Parfums damit vergleicht, ist ein selbstgemischtes Duftöl aus reinen ätherischen Ölen sicherlich die bessere Investition für eine orientalische Liebesnacht.

Falls Ihnen die Eigenkomposition zu aufwendig ist, achten Sie beim Parfumkauf darauf, dass es sich um hochwertige Düfte handelt. In den billigen Imitationen werden meist synthetische Duftstoffe eingesetzt, die eine wesentlich schwächere Wirkung haben.

Wie Sie Düfte selbst herstellen

Als Grundlage benötigen Sie dazu die Duftstoffe, die es meist als ätherische Mischung zu kaufen gibt. Wenn Sie diese Öle im richtigen Verhältnis miteinander vermischen, erhalten Sie das, was man üblicherweise als Parfum bezeichnet. Ein reines Parfum ist natürlich sehr konzentriert. Man braucht davon nur ein paar Tropfen hinter die Ohren oder an die Handgelenke zu tupfen. Für eine etwas leichtere Duftnote können Sie die Mischung nochmals mit einer Alkoholbasis vermischen. Dann erhalten Sie je nach Konzentration ein Eau de Parfum oder ein Eau de Toilette. Wichtig: Wenn Sie den Duft mit der Alkoholbasis mischen, sollten Sie eine Lagerzeit von mindestens vier Wochen einkalkulieren. Stellen Sie den Flakon an einen dunklen, kühlen Ort, z. B. in einen Schrank. Düfte mit Alkohol sind flüchtig, d. h. sie haften nicht so lange. Die Haftung lässt sich verbessern, wenn Sie ein paar Tropfen Odex (aus dem Fachhandel) dazugeben.

Von der Liebesgöttin Aphrodite sagt man übrigens, dass Sie einen Zaubergürtel am Leib trug, der jeden Mann, der in ihre Nähe kam, vor Wollust und Leidenschaft vergehen ließ.

Cleos Geheimnis

Sie vermischen zuerst 1 ml Orangenblütenöl, mit je 20 Tr. Rosenöl und weißem Jasminöl (marokkanisch). Geben Sie die Mischung in einen kleinen Parfumflakon (30 ml) und füllen Sie ihn mit Moschusöl auf. Echter Moschus ist leider sehr teuer. Hier können Sie auch auf einen naturidentischen Duftstoff zurückgreifen.

Amors Pfeil

Mischen Sie 10 ml Jojobaöl mit je 10 Tr. Ylang Ylang, Tuberose, Jasmin und Geranie. Dann geben Sie 2 Tr. reinen Moschus oder 10 Tr. naturidentischen Moschus dazu. Dieses Parfum wirkt ähnlich wie Aphrodites Zaubergürtel. Wetten, *er* kann nicht widerstehen?

Königin der Nacht

Dieser Blumenduft erinnert an die verzauberten Gärten des Ostens. Dafür mischen Sie 5 ml Mandelöl mit 15 Tr. Jasmin-, 7 Tr. Rosen-, und je 2 Tr. Sandelholz-, Hyazinthen- und Tuberoseöl sowie 1 Tr. Honigöl.

Love Spell

Ylang Ylang regt übrigens das Sexualchakra an und hilft gegen männliche Impotenz. Weitere »Potenz-Öle«: Jasmin, Sandelholz, Amber und Moschus.

Mit diesem Duft werden Sie eine Magierin der Liebe! Vermischen Sie dafür 10 Tr. Rosenholz, 10 Tr. Ylang Ylang, 5 Tr. Geranie, 5 Tr. Palmarosa, 2 Tr. Ingwer, 2 Tr. Patchouli und 2 Tr. Zimtrinde mit 5 ml Mandelöl. Geben Sie vor dem Rendezvous einige Tropfen des Parfums pur in die Kniekehlen und auf Ihr Dekolleté.

Creme-Parfum

Eine besonders schöne Form des Duftes aus Kleopatras Schatzkammer ist das Creme-Parfum.

Zutaten

- 60 ml Jojobaöl
- 1 g weißes Bienenwachs
- 5 g helles Carnaubawachs
- 20–30 Tr. Ihres Lieblingsduftöls

1. Erwärmen Sie das Jojobaöl in einem Becherglas und geben Sie das weiße Bienenwachs und das helle Carnaubawachs dazu.
2. Wenn alles miteinander verschmolzen ist, lassen Sie die Masse auf Handtemperatur abkühlen (sie muss noch flüssig sein).
3. Dann geben Sie von Ihrer bevorzugten Duftölmischung dazu.
4. Füllen Sie die Duftsalbe in schöne antike Pillendöschen.

Haben Sie einen Lieblingsduft? In einigen Fachgeschäften finden Sie Parfumölmischungen, die namhafte Markendüfte imitieren. Wenn Sie aus diesen Öl-Kompositionen ein Creme-Parfum für die Handtasche mischen, haben Sie Ihren Duft-Favoriten immer dabei.

Erotisierende *Massage*

Aus allen Parfumölen können Sie auch Massageöle mischen, mit denen Sie sich auf Ihr Rendezvous einstimmen können. Noch besser ist, Sie beziehen das Objekt Ihrer Begierde gleich in diese Liebeskunst mit ein. Sollte er zu müde sein, hilft ihm eine zärtliche Massage mit einem Öl aus 2 Tr. Moschus (echt) und 10 Tr. Jasminöl, gelöst in reinem Pfirsichkernöl, schnell wieder auf die Beine.

Welche Massagepunkte besonders anregen

Massieren Sie vor allem die Bereiche, die im indischen Tantra als Sexualchakras bezeichnet werden, also im Bereich der Lenden und des unteren Bauches. Besonders anregend ist auch eine leichte Akupressur, eine bewährte Druckmassagetechnik. Massiert werden die von der Akupunktur bekannten Punkte auf den Meridianen. Ein sehr zentraler Akupressurpunkt ist der »Göttliche Gleichmut«: Er liegt ca. zwei Zentimeter unterhalb der Knie an den Außenseiten. Der zweite wichtige Punkt liegt genau in der Mitte der Wade, zwei Querfinger von der Innenseite des Schienbeins entfernt. Zur raschen Aufmunterung Ihres Geliebten sollten Sie diese vier Punkte mit leicht rotierendem Druck ca. drei Minuten (synchron auf beiden Körperseiten) massieren.

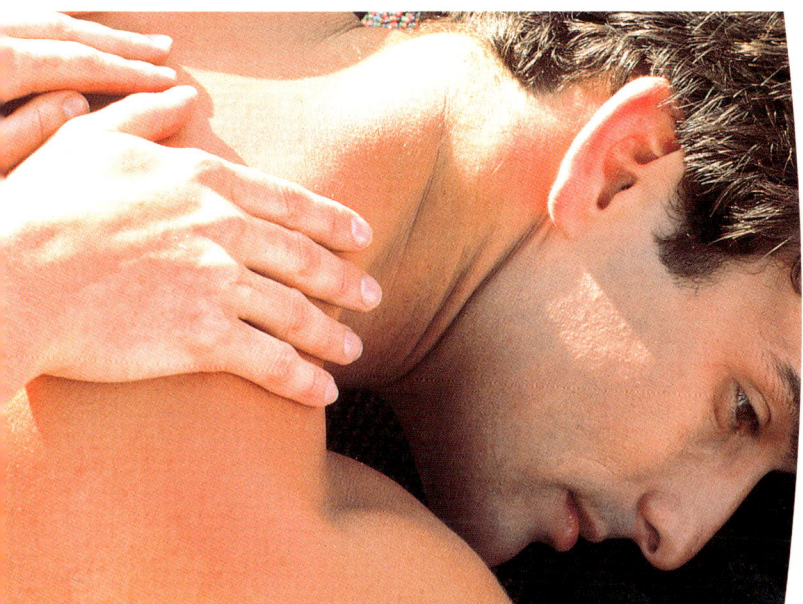

Erotik-Massage
für Wonnestunden
mit dem Geliebten.

Bezaubernde *Räuchermischungen*

Um Ihr Reich in ein orientalisches Liebesnest zu verwandeln, fehlt noch das Räucherwerk. Im alten Ägypten und auch in indischen Palästen verbrannte man den ganzen Tag über getrocknete Kräuter und Harze, um eine anregende Atmosphäre zu schaffen. Bauen Sie in Ihre »erotischen Rituale« regelmäßige Räucherzeremonien mit ein. Es wird Sie genauso beflügeln wie die Menschen, die sich schon vor vielen tausend Jahren davon faszinieren ließen.

Wohlgerüche erzeugen Sie auch mit Räucherstäbchen. Mittlerweile gibt es viele feine Mischungen zu kaufen. Besonders raffiniert sind japanische Produkte, die aus vielen zarten Blüten und Blättern bestehen.

Räuchern mithilfe eines Stövchens

Die berühmteste Räuchermischung, das ägyptische Kyphi, wird bis heute nach einem geheimen Rezept hergestellt.

Für die Anwendung im Haus empfiehlt sich das Räuchern auf dem Stövchen. Dabei wird das Räucherwerk nicht direkt in die Flammen gegeben, sondern auf ein Stövchen (ähnlich wie eine Duftlampe) gelegt. So kann sich ein dezenter Duft entwickeln. Die Stövchen gibt es in verschiedensten Variationen zu kaufen. Besonders schön sind die Gefäße aus Kupfer mit reichhaltigen Verzierungen.

Folgende Mischungen sind für Ihren Aphrodite-Tempel geeignet. Mischen Sie die angegebenen Zutaten in gleichen Teilen, also z. B. fünf Gramm von jedem Kraut.

Sinnliche Düfte

- **Joy of Babylon**
  Kalmus, Zedernholz, Myrte, Benzoe und Myrrhe
- **Tantra-Mischung**
  Guggul, Dammar, Ingwer, Kardamon, Vetiver und Lemongras
- **Macht der Pharaonen**
  Weihrauch, Mastix, Kalmus, Rosinen, Zimtrinde, Rosenblüten, Myrrhe und Kardamon
- **Arabische Nächte**
  Rosenblüten, Jasminblüten, Iriswurzel, Tonka, Drachenblut und Damiana

Anregende *Liebeselixiere*

Sie sollten niemals ein erotisches Date ohne passenden Liebestrank planen. Liebe geht bekanntlich durch den Magen. Aphrodisische Getränke wirken ähnlich wie sinnliche Düfte. Sie schalten den Verstand aus und wirken direkt auf das Unterbewusstsein. Dies gilt natürlich besonders für alkoholische Getränke. Doch hier ist Vorsicht geboten. Während ein oder zwei Gläschen durchaus anregend wirken, törnt zuviel Alkohol eher ab, macht müde und wird zum Liebestöter.

Kleopatras Liebestrank

In orientalischen Gemächern gab es eher süße, schwere Dessertweine, die mit Blütenessenzen und anregenden Gewürzen verfeinert waren und von denen nur geringe Mengen getrunken wurden. Eine Meisterin der Verführung mithilfe von prickelnden Köstlichkeiten war natürlich die oft zitierte und Sagen umwobene Kleopatra. Mit Essenzen aus ihren Rezeptbüchern kann man auch heute noch so manch müden Gesellen verhexen. Natürlich ohne die hallunzinogen Drogen und Opiate, die die dreiste Ägypterin ihren Liebhabern ebenfalls in den Wein gemischt haben soll!

Die beste Basis für einen modernen Zaubertrunk ist natürlich Champagner. Er senkt nämlich die Hemmschwelle sehr schnell, da die belebende Kohlensäure den Alkohol rasch ins Blut befördert.

Vermeiden sollten Sie neben Kleopatras Rauschmitteln auch die Zutaten aus diversen Hexenküchen des Ostens. Dort war es nämlich durchaus üblich, mit Ingredienzen wie Menstruationsblut und Schamhaaren beschwörende Tränke für die Liebesmagie zu brauen.

Blüten-Champagner

Geben Sie die frischen Blütenblätter von drei roten Rosen und drei roten Nelken in eine Flasche Champagner (oder Prosecco). Die Blüten sollten ungespritzt sein, also aus dem eigenen Garten oder aus einer lokalen kleinen Gärtnerei mit Eigenanbau. Sonst könnten Sie Ihren Geliebten damit vergiften, anstatt ihn anzutörnen. Das Getränk muss mehrere Stunden im Kühlschrank ziehen. Hängen Sie einen silbernen Löffel in die Flasche. So vermeiden Sie, dass der Champagner schal wird. Eine andere Variante: Chrysanthemen-Champagner. Die gelben Blüten werden in einigen exotischen Ländern als Zauberblumen des Liebesgottes Eros verehrt.

Divine Love

Dazu zerstoßen Sie im Mörser je 2 EL Ginsengwurzel, Vanilleschoten, Zimtstangen, Korianderkörner und Jasminblüten und mischen das Pulver mit einem fruchtigen Weißwein. Lassen Sie das Gebräu ca. zwei Wochen ziehen. Danach gießen Sie den Wein durch ein feines Sieb und servieren ihn mit kleinen Hors d'Oeuvres als Liebesmahl.

Herz des Ostens

Wein wurde im alten Mesopotamien aus Datteln, Sesam und Granatäpfeln fermentiert. Erst später entdeckte man die Weintrauben. Weinhaltige Getränke sind bis heute ein wichtiger Bestandteil von religiösen und magischen Festen. Je nach Geschmack würzt man im Orient den Wein mit Rosen, Veilchen, Myrrhe, Wermut, Pfeffer und Honig.

Als winterliche Alternative bereiten Sie einen schweren Rotweintrank zu, den Sie auch als Glühwein erhitzen können (so erwärmt er gleichzeitig das Herz). Dazu köcheln Sie eine Vanilleschote, 1 TL getrocknete Jasminblüten, 1 Prise Zimt und 1 Prise geriebene Nelken in ganz wenig Wasser etwa eine halbe Stunde lang. Dann mischen Sie das Ganze mit einem schweren Rotwein. Zur Krönung können Sie noch 1 Tr. ätherisches Jasminöl dazugeben.

Kardamon-Kaffee

Falls Sie lieber auf Alkohol verzichten möchten: Auch Kaffee wirkt luststeigernd. In Indien bereitet man Kaffee mit Kardamon-Samen zu. Das vermindert die Reaktionszeit und steigert die körperliche Leistungsfähigkeit.

Füllen Sie dafür $\frac{1}{2}$ Tasse Wasser mit 1 TL Kardamon-Samen in einen Topf und lassen Sie das Ganze zwei Minuten kochen. Die Flüssigkeit seihen Sie ab, und gießen sie in Ihren heißen Kaffee. Bei diesem Getränk sollten Sie auf die Dosis achten. In geringen Mengen regt Kaffee den Kreislauf an. Trinkt man aber zuviel davon, wird man nervös und hyperaktiv.

Teemischung Scheherazade

Halten Sie sich fit für die Liebe! Regelmäßiges Teetrinken fördert nämlich die Energie. Mit folgender Teemischung bringen Sie sich selbst schon tagsüber in Stimmung: 100 g Rooibusch-Tee aus dem Teeladen (oder grüner Sencha-Tee) wird gemischt mit je 5 g Hibiscusblüten, Rosenblüten, blauen Malvenblüten und Sonnenblumenblüten (aus dem Kräuterladen). Den fertig aufgebrühten Tee können Sie mit einem Tropfen ätherischem Vanille- oder Rosenöl (je nach Geschmack) verfeinern.

Vorbereitung auf einen Verführungsabend

Wenn Sie sich für einen Abend in Scheherazade verwandelt möchten, können Sie das ganz ohne Stress mit folgendem Schnellprogramm:

- **18 Uhr:** Machen Sie ein kurzes Schönheitsbad, z. B. das Mandel-Meersalz-Bad. Baden Sie etwa 15 Minuten. Das macht die Haut streichelzart. Gleichzeitig können Sie eine Gesichtsmaske auflegen und etwas stimmungsaufhellendes Räucherwerk verbrennen.
- **18:30 Uhr:** Zeit für das Make-up: Schminken Sie sich wie einst Kleopatra, mit einem gewagten Augen-Make-up und Glitzerpuder. Nicht vergessen: Ein hübsches Outfit, z. B. aus Seide, lässt Ihre Schönheit noch mehr zur Geltung kommen. Dabei sollten Sie besonders Ihre Vorzüge betonen. Haben Sie tolle Beine? Dann tragen Sie einen langen, geschlitzten Rock. Ein schöner Busen wirkt mit Spitzen-BH und tiefem Ausschnitt noch erotischer.
- **19 Uhr:** Als besonderen Blickfang malen Sie sich mit einem Tattoostift (von Tana) ein kleines Mendhi ins Dekolleté. Schnelle Alternative: Kleben Sie sich drei Bindis in den Ausschnitt.
- **19:30 Uhr:** Letzer Check-up, bevor der Verehrer klingelt. Ein Gläschen Blütenchampagner bringt Sie in die richtige Stimmung. Zum Schluss tupfen Sie einige Tropfen von Ihrem Lieblingsduft hinter die Ohrläppchen und ins Dekolleté.

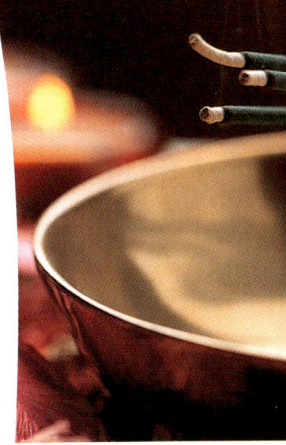

Sinnliche Gerüche fördern die Lust.

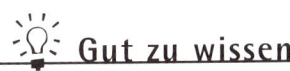

Gut zu wissen

Was wirklich wichtig ist

Erotik beginnt im Kopf. Vermeiden Sie daher das übliche Streben nach Perfektion, sondern versuchen Sie sich auf Ihre Gefühle einzustimmen. Das wichtigste Accessoire sind nämlich Sie selbst, und nicht Ihr Lidschatten oder Ihre Ohrringe. Das bestätigen übrigens viele Umfragen bei Männern zum Thema: Was macht eine Frau begehrenswert? Ist es nicht beruhigend, dass zwei Drittel aller deutschen Männer bei einer Frau mehr Wert auf Ausstrahlung, Humor und Charme legen als auf eine perfekte Erscheinung?

Gymnastik für die Sinne

Wie bereits erwähnt, spielt auch Ihre Einstellung zu Ihrem Körper eine sehr wichtige Rolle für die Erotik. Wenn Sie sich selbst für hässlich halten, wird Ihr Partner es schwer haben, Sie schön zu finden! Irgendwann wird er nicht mehr Ihre Schönheit sehen, sondern nur noch Ihre angeblichen Makel. In Sachen Selbstbewusstsein können wir von den Orientalinnen eine Menge lernen. Sie halten ihre kleinen Speckröllchen am Bauch für äußerst erotisch – und es gibt keinen orientalischen Mann, der dem je widersprochen hätte.

Erotische und gesunde Körperform

Fehlhaltungen können im Extremfall zu Unfruchtbarkeit führen, da der Energiefluss gestört wird. Es lohnt sich also nicht, kleine Speckpölsterchen durch Verschieben des Beckens wegzumogeln. Übrigens: Auch Sex macht mehr Spaß, wenn die Haltung stimmt.

Eine gut genährte Figur gilt in allen Ländern des Ostens als Zeichen für Fruchtbarkeit. Tatsächlich hat man herausgefunden, dass Frauen mit einem Körperfettanteil von unter 22 Prozent erhebliche Hormonstörungen haben können. Fettgewebe enthält nämlich Sexualhormone. Zu wenig Körperfett kann also einen zu niedrigen Östrogenspiegel zur Folge haben. Damit riskiert man, dass die Eierstöcke ihre Funktionsfähigkeit einstellen. Also: Superdünn ist genauso ungesund wie Übergewicht!

Machen Sie es wie Scheherazade: Halten Sie Ihre Weiblichkeit statt mit endlosen Diäten mit Bauchtanz-Gymnastik in Form. Das fördert Ihr positives Lebensgefühl und bringt Sie in Berührung mit Ihrer eigenen Mitte. Planen Sie täglich 15 Minuten für die hier beschriebenen Übungen ein.

Aufwärmübung

Legen Sie sich flach auf den Rücken, winkeln Sie die Beine an, so dass die Knie nach oben zeigen und die Füße auf dem Boden stehen. Nun heben Sie das Becken vom Boden ab. Den Po dabei fest anspannen. Wiederholen Sie die Übung zweimal mit je 15 Beckenhebungen.

Nach einigen Wochen erweitern Sie die Übung mit Callanetics-Elementen. Dabei halten Sie das angespannte Becken in der gehobenen Position und machen dabei ganz kleine Auf- und Abbewegungen (20 bis 60 Sekunden à drei Wiederholungen). Dabei ziehen Sie den Bauchnabel fest nach innen.

Seitlicher Hüftschwung

Dabei versucht man, die Hüftbewegung vom restlichen Körper zu isolieren. Stellen Sie sich normal auf beide Beine. Der Oberkörper bleibt ruhig. Nun schieben Sie Ihr Becken abwechselnd nach rechts und nach links. Stellen Sie sich dabei vor, Sie schieben einen Gegenstand zur Seite. Eine andere Variante: Sie heben immer den Fuß der anderen Seite gleichzeitig vom Boden ab. Wenn Sie mit der Hüfte nach links schieben, hebt der rechte Fuß ab und umgekehrt.

Hüftkreis

Legen Sie eine Hand auf das Steißbein und eine Hand auf Ihren Bauch. Versuchen Sie, nicht ins Hohlkreuz zu gehen und das Becken zu entspannen. Nun kreisen aus der Hüfte heraus 15 mal nach rechts und 15 mal nach links.

Die Problemzone liegt im Kopf

Wenn Sie diese Übungen regelmäßig ausführen, werden Sie mit der Zeit eine ganz andere Einstellung zu Ihrer Weiblichkeit entwickeln. Sie werden nämlich feststellen, dass unsere einzigen Problemzonen die in unserem Kopf sind. Wenn Sie diese Übung etwa dreimal pro Woche ausführen, werden Sie bald Veränderungen an Ihrer Figur entdecken. Sie wird weicher, flexibler, harmonischer und geschmeidiger werden.

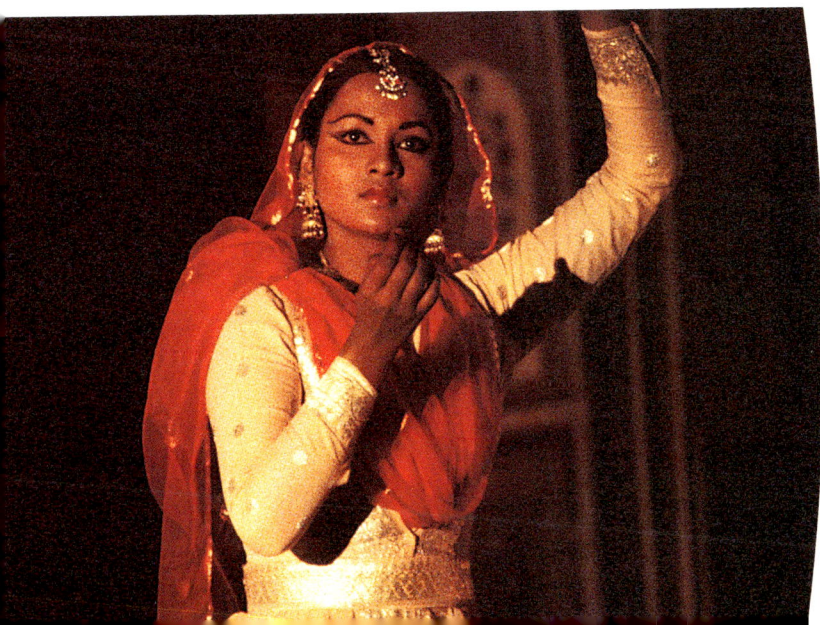

Bauchtanz
macht sexy!

Wie lange wollen Sie Ihr Produkt verwenden?

Wenn Sie Kosmetika herstellen, haben Sie den Vorteil: Sie entscheiden selbst, ob und für wie lange Sie Ihr Kosmetikprodukt haltbar machen und welche Zusatzstoffe Sie verwenden wollen.

Industrielle Produkte

Jeder Hersteller ist verpflichtet, sich an die gesetzlichen Vorgaben zu halten. Eine Creme, die im Handel verkauft werden darf, muss eine Haltbarkeit von mindestens zwei Jahren haben. Das gilt auch für die sogenannte Naturkosmetik.

Eigene Produkte

Wenn Sie gegen Konservierungsstoffe allergisch sind, ist die eigene Herstellung Ihrer Kosmetika optimal für Sie. Ihr selbst produziertes Produkt bleibt im Kühlschrank mindestens eine Woche frisch. Und die Herstellung ist so einfach, dass Sie sich jede Woche neue Produkte mixen können.

Falls Sie unempfindlicher sind, können Sie zwischen Fertigprodukt und Eigenprodukt abwechseln. Damit vermeiden Sie ein Übermaß an Schadstoffen, nutzen aber gleichzeitig die wissenschaftlichen Errungenschaften moderner Kosmetikherstellung.

Die eigene Herstellung von Kosmetika ist einfach und umweltschonend.

Service Kosmetika zum Selbermachen

Kosmetika, die Sie selbst herstellen können

Cremes und Masken

Zur Herstellung von Cremes und Masken benötigen Sie eine Fettphase. Die Fettphase wird aus Ölen, Wachsen und Konsistenzgebern gemischt. Hinzu kommt destilliertes Wasser oder Pflanzen-Hydrolat und Wirkstoffe bzw. ätherische Öle. Aus den Ölen, dem Emulgator und den Konsistenzgebern stellen Sie die Fettphase her. Wenn Sie dann die Creme rühren möchten, mischen Sie einfach die benötigte Menge der Fettphase mit heißem Wasser oder Hydrolat und rühren das Gemisch, bis es cremig wird. Masken tragen Sie am besten mit einem Pinsel auf Gesicht und Hals auf.

Shampoos, Bädezusätze und Duschgels

Sie brauchen die waschaktive Tensidbasis Betain, einen Gelbildner wie Xanthan, etwas Zitronensäure oder Saft und Wirkstoffe wie verschiedene ätherische Öle. Die Inhaltsstoffe werden kalt miteinander ver-

mischt. Rühren Sie das Ganze langsam mit einem Löffelstiel, damit sich kein Schaum bildet.

Gesichtswasser

Für ein Gesichtswasser verwendet man kosmetisches Basiswasser oder ein anderes Alkohol-Wasser-Gemisch und Pflanzenauszüge bzw. Hydrolate. Die Inhaltsstoffe werden einfach zusammengemischt.

Deo

Das Odex (Deowirkstoff) im kosmetischen Basiswasser lösen und Xanthan dann gleichmäßig verteilen. Wasser dazugeben und schütteln.

Abkürzungen und Mengenbezeichnungen

- 1 Msl. = 1 Messlöffel (im Fachhandel erhältlich). Der Messlöffel entspricht 2,5 ml.
- 1 EL = 1 Esslöffel
- 1 TL = 1 Teelöffel
- 1 Tr. = 1 Tropfen (z. B von ätherischem Öl)
- 1 ml = 1 Milliliter
- 1 l = 1 Liter
- 1 g = 1 Gramm
- äth. = ätherisch

57

Service Die wichtigsten Inhaltsstoffe

Die wichtigsten Inhaltsstoffe für selbstgemischte Kosmetik

Öle und Wachse

Geeignet sind alle Pflanzenöle wie Sesam-, Soja-, Erdnuss- Sonnenblumen- oder Weizen- keimöl. Außerdem verwendet man gerne Aprikosenkern-, Avocado-, Mandel-, Macadamia- nuss- und Olivenöl. Besonders hochwertig ist das Jojobaöl, das eigentlich kein Öl, sondern ein flüssiges Wachs ist.

Emulgatoren

Eigentlich sind Öl und Wasser nicht miteinander vermischbar. Damit sich beide Flüssigkeiten zu einer Creme oder Emulsion vermischen, braucht man also ein Bindeglied, die sogenannten Emulgatoren. Dazu verwendet man in der Naturkosmetik Fluid- lecithin, Lamecreme (aus Fet- ten), Tegomuls (aus Rinderfett) und Emulsan (rein pflanzlich).

Konsistenzgeber

Als Konsistenzgeber zum Be- stimmen der Festigkeit bzw. Dicke eines Produktes enthalten Kosmetika natürliche Stoffe wie Bienenwachs, Kakaobutter, Sheabutter und naturidentische Substanzen wie Ceralan (aus Bienenwachs) und Walratersatz.

Konservierungsstoffe

Damit sich keine schädlichen Keime in den Kosmetika aus- breiten, gibt man einige Tropfen Paraben K oder Heliozimt K dazu. Bei Paraben K handelt es sich um ein mildes syntheti- sches Produkt, Heliozimt K ist ein Stoff aus der Natur.

Wirkstoffe

Alle Wirkstoffe aufzuzählen, würde hier den Rahmen spren- gen. Generell können Sie in Ihre Produkte zusätzlich zu den Basisstoffen diverse haut- pflegende Vitamine und Anti- Falten-Wirkstoffe wie z. B. Elastin, Hyaluronsäure, Collagen, Vitamin A und E usw. einarbei- ten. Auch die meisten ätheri- schen Öle sind hervorragende Kosmetikwirkstoffe. Sie haben außerdem einen ganzheitlichen Effekt, d. h. sie werden über die Blutbahnen in den Körper auf- genommen und entfalten dort ihren therapeutischen Nutzen.

Service Empfehlenswerte Produkte

Empfehlenswerte Produkte

Hier finden Sie eine Auswahl von empfehlenswerten Produkten im Handel. Die Beauty-Tipps sind in der Reihenfolge der Kapitel aufgeführt.

Badekultur aus dem Orient

Hochwertige Olivenölseifen
Es gibt sie in Naturkostläden und Reformhäusern.

Seidenhandschuh
Bekommt man in der Apotheke (von Maharishi Ayurveda).

Ätherische Saunamischungen
Besonders empfehlenswert sind die Produkte folgender Firmen: Primavera, La Florina, Neumond, Secret Emotions, Auryn, La Vita und Duft & Schönheit. Diese Unternehmen haben eigene Anbauplantagen oder strenge Auswahlkritierien beim Einkauf.

Räuchermischungen
Empfehlenswerte Räuchermischungen finden Sie im Primavera-Sortiment und bei LaFlorina. Für die eigene Zusammenstellung können Sie die einzelnen Stoffe bei Duft & Schönheit oder Secret Emotions bestellen.

Haut wie Samt und Seide

Black Mud
Den schwarzen Schlamm erhalten Sie im Fachhandel (Naturkosmetikläden) von Martina Gebhardt Naturkosmetik und von Beta.

Salz aus dem Toten Meer
Das Meersalz bekommen Sie inzwischen von vielen Firmen und in den meisten Drogeriemärkten.

Kosmetik-Bausteine
Emulgatoren wie Fluidlecithin und andere Inhaltsstoffe können Sie über die Firma Spinnrad bestellen. In vielen Städten gibt es mittlerweile auch »grüne Drogerien« und Kosmetikläden, die diese Produkte führen.

Halawa
Fertiges Halawa mit Streifen ist in allen Body Shop-Filialen zu kaufen.

Service Empfehlenswerte Produkte

Fertige Kosmetikserien

Rosen-Kosmetik gibt es
von Martina Gebhart und Dr.
Hauschka (auch Deo und Dusch-
gel). Ägyptisches Schwarzkümmelöl ist die Basis der Kos-
metikserie von Nigella Sativa
(über Auryn, Duft & Schönheit
und La Vita). Ayurvedische Kosmetik stellen u. a. die Firmen
Cosmoveda und Surya Ayurveda
her. Die Frischalgen kann man
bei der Kosmetikerin kaufen.
Ein komplettes Rosenset können
Sie beim Rosenmuseum Steinfurth bestellen:

- Alte Schulstr. 1
  61231 Steinfurth

Make-up – Schutz der Seele

Kajal

Kaufen Sie nur hochwertige
Produkte z. B. von Lakshmi oder
von Surya Ayurveda. Ihre Augen
sind zu wertvoll, um sie mit
Bleisalzen zu vergiften. Das
Ghee bekommen Sie von der
Firma Cosmoveda. Sie können
es aber auch selbst herstellen.
Dazu benötigen Sie ein Päck-
chen Sauerrahmbutter, das Sie
bei mittlerer Hitze langsam ein-
schmelzen und dann bei niedriger Temperatur ca. 60 Minuten
leicht kochen. Dadurch sondert
sich das Milcheiweiß in Form
von Schaum ab. Sobald der
Topfinhalt durchsichtig und
klar geworden ist, ziehen Sie
den Topf von der Herdplatte
und seihen das Ghee durch
ein Sieb mit Baumwolltuch ab.
Ghee wird nicht ranzig, Sie
können es bei Raumtemperatur
aufbewahren.

Puder und Lidschatten

Alle Inhaltsstoffe können über
die Colimex oder über Spinnrad
bezogen werden. »Egypt-Wonder-
Puder« wird von Tana Cosmetics
hergestellt. Er besteht nur aus
Mineralien und Erdfarben und
zaubert einen wunderschönen
Teint.

Mendhis und Bindis

Bindis bekommen Sie in vielen
Orientläden. Die Zutaten für das
Mendhi-Malen erhalten Sie in
Naturkosmetikläden. Vorsicht
mit den Orient-Produkten: Ver-
gewissern Sie sich, dass die
Pasten keine Giftstoffe enthalten. Sicherer ist, die Paste selbst
anzurühren.

Service Empfehlenswerte Produkte

Magie der Haare

Ghassoul
Lavaerde gibt es als Pulver oder bereits als fertige Shampoomischung zu kaufen (Firma Logona oder Sanoll).

Ayurvedische Haaröle
Die Firmen Cosmoveda und Surya Ayurveda (über Auryn) stellen sie her.

Henna
Henna, das im Handel erhältlich ist, stammt meist aus Indien, China, Südamerika und anderen Ländern, die wärmeres, subtropisches Klima besitzen. Hennafarben sind heute wieder sehr gefragt. Nicht nur wegen der einzigartigen Farben, sondern auch weil Henna ein Naturprodukt ist. Medizinisch unbedenklich sind Produkte der Firmen Biokosma (Reformhaus) und Stranbal (Quelle: Ökotest, Kosmetik Sonderheft Nr. 23, 1997). Die Rohstoffe für eigene Henna-Mischungen kann man über Duft & Schönheit bestellen. Individuell gemischtes Henna können Sie beim Annatur-Versand beziehen.

Düfte – Im Reich der Sinne

Fertige Düfte
Erotische Duftmischungen aus rein ätherischen Ölen gibt es im Handel von den Firmen Lakshmi und von Dr. Hauschka. Auch klassische Parfums eignen sich hervorragend für den Liebesaltar. Orientalische Düfte, die Sie in vielen Parfümerien finden können, sind: »Shalimar« von Guerlain, »Cinnabar« von Estée Lauder, »Nuits Indiennes« von Scherrer und »Opium« von Ives Saint Laurent. Blumig-sinnliche Kompositionen sind hingegen: »Coco« von Chanel und »Knowing« von Estée Lauder.

Creme-Parfums
Orientalisch parfümierte Cremes gibt es von Estée Lauder und von Amarna (Auryn).

Verwöhnpaket
Eine besonders schöne Idee ist das »Weekender-Kit« von der Firma Kamasutra, das Massage- und Badeöle und einen Honigpuder mit Pinsel enthält. Zu bestellen über Internet bei:
- www.cyberotics.de

Service Bezugsquellen

Bezugsquellen

- **Annatur Versand**
  Postfach 62
  82337 Feldafing
  Tel. 0 81 57/20 81

- **Auryn Naturkosmetik**
  Fraunhoferstr. 26
  80469 München
  Tel. 0 89/2 02 12 26

- **The Body Shop**
  Filialen in A, CH und D.

- **Colimex**
  Ringstr. 46
  50996 Köln
  Tel. 02 21/35 20 72

- **Cosmoveda**
  Postfach 100 126
  76482 Baden-Baden
  Tel. 0 72 21/3 00 77 90

- **Duft & Schönheit**
  Sendlingerstr. 46
  80331 München
  Tel. 0 89/2 60 82 59

- **Fauna Versand**
  Radetzkystr. 21
  A-1030 Wien
  Tel. 02 22/7 12 72 29

- **Lagona**
  Hans Hensel GmbH
  Zur Kräuterwiese
  31020 Salzhemmendorf
  Tel. 0 51 53/8 09 01

- **Mauritsch Versand**
  Glacisstr. 69
  A-8010 Graz
  Tel. 03 16/82 41 57

- **Primavera**
  Am Fichtenholz 5
  87477 Sulzberg
  Tel. 0 83 76/8 08-0

- **Secret Emotion Kosmetik**
  Bergiusstr. 3
  22765 Hamburg
  Tel. 0 40/3 90 63 69

- **Spinnrad-Filialen**
  Im Internet unter
  www.spinnrad.de

- **Tana Cosmetics**
  Postfach 102801
  33528 Bielefeld
  Tel. 05 21/6 21 56

- **Vera Vita Versand**
  Wiesenweg 1
  CH-8854 Siebnen
  Tel. 0 55/4 60 19 60

Register

Impressum

Die Autorin
Cleo Seidel ist eine bekannte Kosmetikjournalistin.

Wichtiger Hinweis
Die im Buch veröffentlichten Ratschläge wurden mit größter Sorgfalt von Verfasserin und Verlag erarbeitet und geprüft. Eine Garantie kann jedoch nicht übernommen werden. Ebenso ist eine Haftung der Verfasserin bzw. des Verlages und seiner Beauftragten für Personen-, Sach- oder Vermögensschäden ausgeschlossen.

Bildnachweis
Umschlagfoto:
Silvia Lammertz/Mode: C & A
Fotos: Tony Stone Images
S. 2 (C. Craymer); Mauritius Bildagentur S. 4, 8, 12, 18, 22, 26, 34, 37, 49, 53, 59; Image Bank S. 3, 57, 61, 63; Bavaria S. 16, 41; Silvia Lammertz S. 28; Uli Mayer S. 38; Christine Paxmann S. 44; Magazin S. 55
Illustrationen: Juliane Ranz

Impressum
Midena Verlag, München 2000
© Weltbild Ratgeber Verlage GmbH & Co. KG

Das Werk einschließlich aller seiner Teile ist urheberrechtlich geschützt. Jede Verwertung außerhalb des Urhebergesetzes ist ohne Zustimmung des Verlages unzulässig und strafbar. Das gilt insbesondere für Vervielfältigungen, Übersetzungen, Mikroverfilmungen und die Einspeicherung und Verarbeitung in elektronischen Systemen.

Bei der Anwendung in Beratungsgesprächen, im Unterricht und in Kursen ist auf dieses Buch hinzuweisen.

Redaktion: Nele Haasen
Lektorat: Dr. Silke Bromm
Herstellung:
Gabriele Schnitzlein
Bildredaktion: Sylvie Busche
Umschlagkonzeption:
Hovedkvarteret, Kopenhagen
Gesamtlayout:
Hovedkvarteret, Kopenhagen, H3A GmbH und Andreas Hubert, München
Satz: H3A GmbH, München
Reproduktion: Fotolito, Longo
Printed in Italy

ISBN 3-310-10800-1

Gedruckt auf elementar chlorfrei gebleichtem Papier